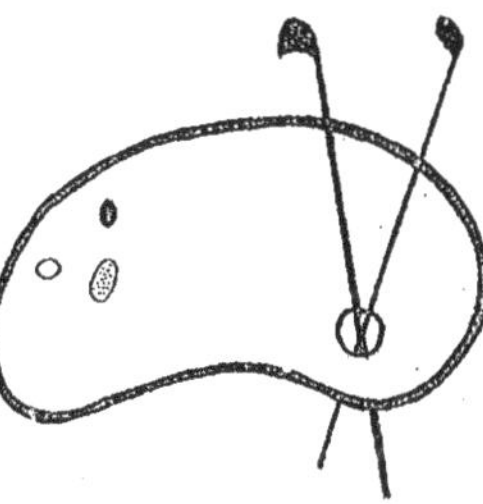

DEBUT D'UNE SERIE DE DOCUMENTS
EN COULEUR

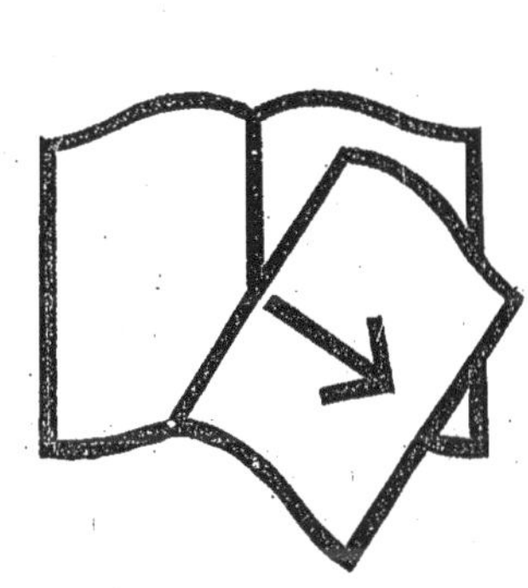

Couverture inférieure manquante

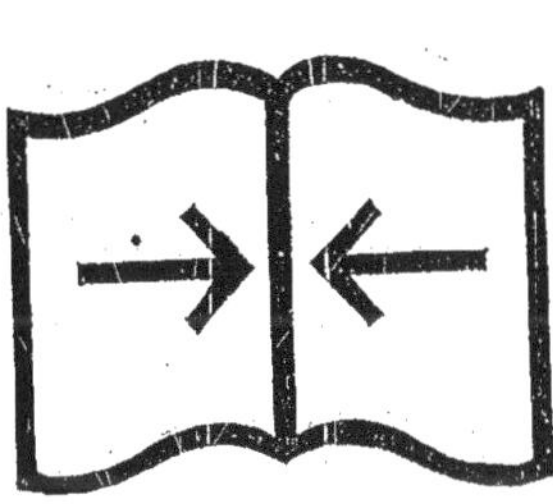

RELIURE SERRÉE
ABSENCE DE MARGES INTÉRIEURES

VALABLE POUR TOUT OU PARTIE DU
DOCUMENT REPRODUIT

PETITE ENCYCLOPÉDIE MÉDICALE

XXXIIe VOLUME

HYGIÈNE ET TRAITEMENT CURATIF DES MALADIES VÉNÉRIENNES

PAR

Le Docteur MONIN

Secrétaire général de la Société française d'hygiène
Chevalier de la Légion d'honneur, Officier de l'Instruction publique

« L'expérience est le seul intermédiaire
» possible entre le savant et les faits. »
Gœthe

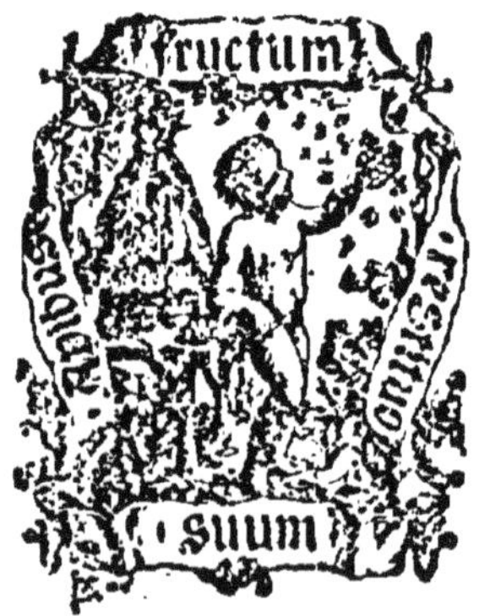

PARIS
SOCIÉTÉ D'ÉDITIONS SCIENTIFIQUES
Place de l'École-de-Médecine
4, RUE ANTOINE-DUBOIS, 4

1896

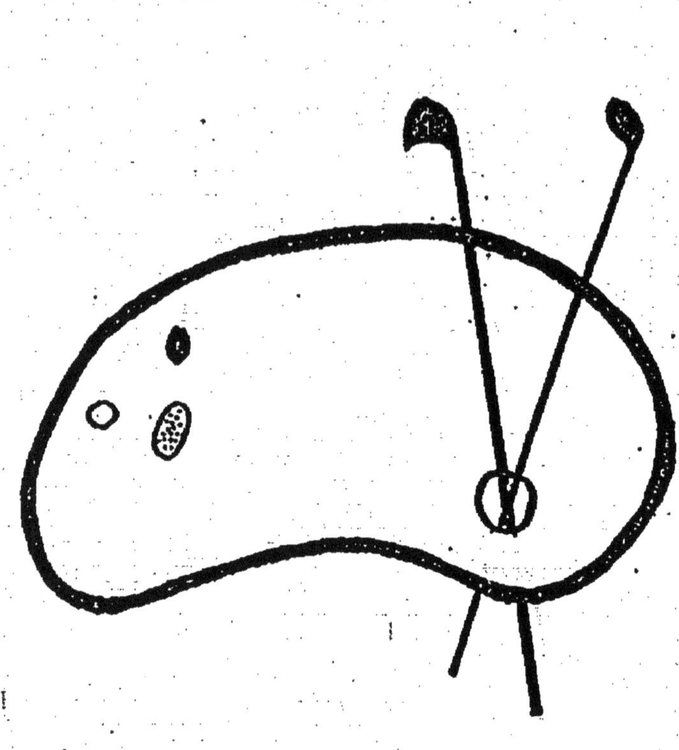

FIN D'UNE SERIE DE DOCUMENTS
EN COULEUR

HYGIÈNE ET TRAITEMENT CURATIF

des

MALADIES VÉNÉRIENNES

DU MÊME AUTEUR

Essai sur la pathogénie des oreillons, thèse de Paris, 1877. (*Epuisée*).

La propreté de l'individu et de la maison, 5e éd. (couronné par la Société française d'hygiène, adopté par le Ministère de l'Instruction publique (1882), traduit en allemand, italien, espagnol, suédois, turc, arménien, arabe, serbe et polonais).

Traitement du diabète, vol. de 128 pages, couronné par la Société de médecine d'Anvers (3e édition).

Propos du docteur, médecine sociale, in-8 de 324 pages (4e édition).

Les odeurs du corps humain, un nouveau chapitre de séméiologie, couronné par la Société de médecine pratique, in-16 de 124 pages, 2e édition, 1886 (traductions italienne et anglaise).

Les fièvres en Sologne, brochure de la Société française d'hygiène, précédée d'une lettre du Dr Burtel (de Vierzon), 1887.

Le jeûne et les jeûneurs, in-18 jésus de 260 pages (en collaboration avec le Dr Ph. Maréchal). (*Épuisé*).

Les maladies épidémiques, hygiène et prévention, in-32 de 175 pages, de la Bibliothèque utile, 1887.

L'hygiène dans la Pologne russe (Rapport au ministère de l'instruction publique sur la *Wystawa* de Varsovie, 1887.)

L'Alcoolisme, étude médico-sociale, couronnée en 1888 (préface de Dujardin-Beaumetz), in-18 de 300 pages.

L'hygiène de l'estomac, 8e mille, 1 volume de 450 pages (O. Doin).

L'hygiène du travail, 1 vol. de 300 pages, avec préface d'Yves Guyot (J. Hetzel, éditeur, 1889).

La santé par l'exercice, préface de Ph. Daryl, 1 vol. de 320 pages.

Jean-Jacques Rousseau hygiéniste (dans le livre d'or de Grand-Carteret, 1890).

L'hygiène de la beauté, 1 vol. de 380 pages, 7e édition. (Même ouvrage en russe et en anglais.)

Misères nerveuses, 4e édition (324 pages).

L'hygiène des sexes, 5e édition (320 pages).

Formulaire de médecine, 6e édition (700 pages).

L'hygiène des riches, 3e mille (360 pages).

La lutte pour la santé, 1892 (340 pages).

Hygiène et médecine journalières, 1893 (1 vol. de 380 pages).

Précis d'hygiène pratique, in-8 de 450 pages (en collaboration avec le Dr Dubousquet). 1893.

Hygiène et traitement des maladies de la peau, 1894. 1 vol. de 160 pages.

Esquisses d'hydrologie clinique (Royat, Chatel-Guyon, la Bourboule, Carabana, Hunyadi-Janos, Pougues, Rubinat, Schinznach, La Réveille).

Les remèdes qui guérissent (368 pages).

Hygiène et traitement des troubles digestifs (220 pages).

La santé de la femme (390 pages).

PETITE ENCYCLOPÉDIE MÉDICALE

XXXIIe VOLUME

HYGIÈNE ET TRAITEMENT CURATIF DES MALADIES VÉNÉRIENNES

PAR

Le Docteur MONIN

SECRÉTAIRE GÉNÉRAL DE LA SOCIÉTÉ FRANÇAISE D'HYGIÈNE
CHEVALIER DE LA LÉGION D'HONNEUR, OFFICIER DE L'INSTRUCTION PUBLIQUE

« L'expérience est le seul intermédiaire
» possible entre le savant et les faits. »
GŒTHE

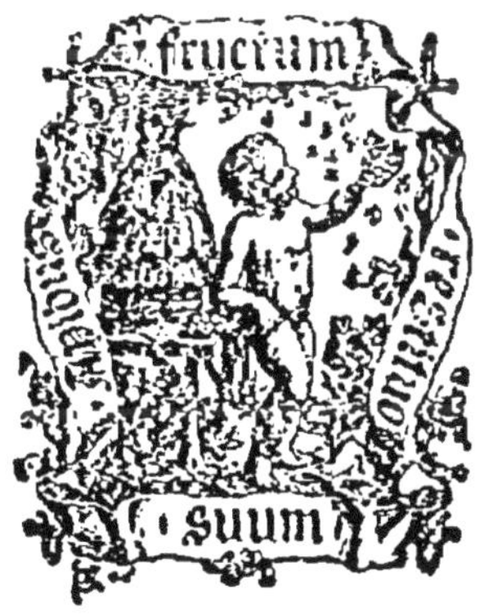

PARIS
SOCIÉTÉ D'ÉDITIONS SCIENTIFIQUES
Place de l'École-de-Médecine
4, RUE ANTOINE-DUBOIS, 4

1896

AVERTISSEMENT AU LECTEUR

Non seulement l'hygiène privée, mais encore la santé publique, ont le plus poignant intérêt à voir vulgariser les saines doctrines médicales touchant l'hygiène et le traitement des maladies vénériennes. C'est pourquoi j'ai voulu, comme complément de mon livre *L'Hygiène des sexes*, qui a obtenu, auprès des savants et des gens du monde, un si vif succès, j'ai voulu, dis-je, offrir aux médecins non spécialistes et au public intelligent, une sorte de *compendium*, clair et moderne, sur la question. J'avertis, toutefois, le lecteur, que la plupart des formules de ce petit ouvrage (toutes celles qui ne portent point le nom d'auteur) appartiennent à ma pratique personnelle : elles sont donc ma propriété et ne sauraient être reproduites qu'avec ma signature.

Hygiène et traitement curatif des maladies vénériennes a été écrit, en grande partie, avec le désir de neutraliser les déplorables effets du charlatanisme. Le vénérien, plus que tout autre malade, est exposé aux entreprises, audacieuses et avides, de ceux qui pratiquent, d'un cœur léger, la *vænatio ægrotantium*. Ordinairement affolé par son mal, il se laisse aisément suggestionner par les impudents dispensateurs de guérisons en 24 heures; par ces forbans, que pressentait notre Paré, disant qu' « ils sont plus à craindre que brigans, guettans par voies et chemins », parce qu'on peut éviter les meurtriers, tandis que le prétendu guérisseur est *recherché* du pauvre malade, « espérant avoir secours de qui lui oste la bourse et quelquefois la vie ! »

Et pourtant, si leurs victimes le voulaient sincèrement, on pourrait très bien appliquer, aux industriels de l'urinoir, le délit d'escroquerie; et cela, simplement en vertu du jugement suivant de la Cour de Cassation (1854) : « Le *médecin* qui, à l'aide de faux certificats, annonces mensongères et autres moyens de même nature, tendant à faire croire à des guérisons, qu'il sait n'avoir pas opérées et ne pouvoir opérer, se rend coupable de manœuvres frauduleuses, de nature à persuader l'existence d'un crédit imaginaire ou d'un pouvoir chimérique, qui constitue le délit *d'escroquerie*, défini par l'article 405 du Code pénal. »

Aux déontologistes, soucieux d'écheniller notre belle profession, je recommande ce moyen pratique, puisqu'il est légal.

Comme dans toutes mes publications, j'ai cherché, dans celle-ci, à rendre la science assimilable et accommodante, en la dépouillant, sans pitié, de sa langue barbare et sacrée, entendue des seuls pontifes. J'ai pensé à rester ainsi utile au grand public, sans nuire pour cela à l'instruction thérapeutique de mes confrères qui, depuis leur sortie des bancs de l'école, ont dû apprendre à se méfier des grandiloquences, souvent si vides au fond, et à méditer toute la vérité de cette parole d'un ancien : *obscuritate rerum verba sæpè obscurantur!*

Dr E. Monin.

Paris, 1er février 1896.

CHAPITRE I

TRAITEMENT DE LA SYPHILIS

Hygiène du syphilitique. — Le traitement spécifique s'adresse à la maladie. La médication auxiliaire et l'hygiène s'adressent surtout au malade. Chaque organisme se fait, à lui-même, sa propre vérole : le scrofuleux ne réagit pas comme le sanguin, en présence du virus. Les diathèses jouent, chez les syphilitiques, le rôle d'agents provocateurs. La scrofule excite les lésions des glandes lymphatiques, du système osseux et des muqueuses. L'herpétisme prédispose aux syphilides tenaces et rebelles. La goutte et le rhumatisme préparent les lésions du système locomoteur. La diathèse névropathique dispose à la neurasthénie, à l'hypoçondrie et aux lésions cérébro-médullaires. La cachexie est fréquente chez le vieillard syphilitique, dont l'économie est impuissante à donner la chasse aux virulences en général. « La vérole, a dit Hardy, ne va bien qu'aux jeunes gens : passés cinquante ans, il faut se garder de la contracter ». Enfin la syphilis (et probablement aussi son remède héroïque, le mercure) donnent à la diathèse tuberculeuse un véritable coup de fouet. Syphilis et alcool font ensemble un très mauvais ménage : c'est presque une aussi triste association que celle de la phtisie et de la vérole.

En résumé, suivant le mot de Ricord, la syphilis produit dans l'économie un véritable *branle-bas*, qui réveille tous les vices diathésiques latents, déprime la nutrition, appauvrit le sang et exalte les levains morbides. C'est pourquoi nous devons éviter, avec soin, au syphilitique, toute cause d'affaiblissement supplémentaire et lui conseiller de régler sa vie comme celle d'un malade, à l'abri du surmenage et des excès. A. Fournier a vu nombre de malheureux syphilitiques, épuisés par la misère, l'alcoolisme et les fatigues de la vie ouvrière, ressusciter, en quelque sorte, par la seule action du régime hospitalier, pourtant assez peu plantureux!

Une bonne hygiène de l'estomac constitue,

pour la nutrition, l'ordonnance indispensable. Elle a l'immense avantage de faciliter la tolérance gastrique du traitement spécifique et d'empêcher aussi les poussées cutanées, fréquemment liées à une alimentation trop excitante. L'abus et même l'usage du tabac sont surtout nuisibles aux personnes prédisposées aux plaques muqueuses buccales, aux angines, à la glossite. J'ai, pour cette raison, l'habitude d'interdire sévèrement, pendant les douze à dix-huit premiers mois de la maladie, l'habitude de fumer : cette interdiction a l'avantage fréquent de débarrasser, à jamais, le malade de ses suggestions tabagiques, et c'est là, je le crois, un réel bienfait pour l'avenir.

Une loi générale de pathologie nous montre souvent les lésions diathésiques apparaissant dans les localités de l'organisme les plus surmenées. La syphilis ne fait pas exception à cette règle. J'ai souvent traité la stomatite rebelle chez les dégustateurs de l'Octroi de Paris, de même que, chez les marcheurs, j'ai observé des ulcérations spécifiques, réfractaires à la cicatrisation, aux plis fessiers, entre les orteils, etc...

La prophylaxie indique, dans le premier cas, la prescription de fréquents gargarismes à 1 ou 2 p. 100 de chlorate de potasse; dans l'autre, l'emploi de poudres absorbantes, à base de talc, lycopode, oxyde de zinc, etc... Mieux vaut prévenir que guérir.

C'est surtout dans la période secondaire (*floride*, disaient les anciens) que l'on évitera avec un soin jaloux tout ce qui peut pousser aux éruptions de la peau et des muqueuses. C'est ainsi que les bains excitants, bains sulfureux, bains de mer, cures thermales, bains et douches de vapeur, massages, frictions vives, électrisations, ne sont que des occasions de poussées, parfois graves et rebelles. A plus forte raison devra-t-on éviter les applications de teinture d'iode, les vésicatoires, les sinapismes et, en général, tous les traumatismes de la peau capables de réveiller une syphilis assoupie. Les climats extrêmes (très chauds ou très froids) sont également défavorables. Les pays torrides, nuisibles aux syphilis récentes, m'ont paru plutôt favorables aux syphilis anciennes, probablement à cause de la dépuration cutanée qu'ils accentuent, au moment où les dermatoses spécifiques sont devenues d'une éruption moins à craindre. J'ai fait, d'ailleurs, pour les climats froids, l'observation opposée : tous les auteurs ne s'accordent-ils pas pour déplorer la gravité du *radesyge* scandinave? Il est des populations presque réfractaires à la syphilis : celles d'Islande, des Fœroë. Mais on connaît mal les conditions de cette immunité (Mahé). Suivant Pruner-bey, plus la peau est blanche et fine, plus elle tend à la formation de taches, de vésicules, de squames. Plus elle est foncée et épaisse, plus elle tend aux condylômes et aux hypertrophies. Cette remarque, vraie en général, peut fournir au traitement d'utiles indications pratiques.

Le virus syphilitique est un poison redoutable du système nerveux. L'hygiène morale et la vie régulière empêcheront. à coup sûr, les décharges de la diathèse, sur un système cérébro-rachidien de moindre résistance. L'épuisement nerveux, la céphalée, l'impuissance et l'ataxie menacent principalement les malades débilités au physique et au moral. Une hygiène sévère et rigoureuse constitue la plus sûre prophylaxie de ces accidents, surtout chez les hommes voués aux professions libérales et offrant, dans leurs antécédents, quelque tare nerveuse. Les syphilis malignes précoces, les chancres de la face, prédisposent aussi, il faut le savoir, aux complications encéphalo-rachidiennes. Les sujets reconnus ainsi vulnérables doivent surtout être soigneusement maintenus à l'abri des surexcitations de la vie mondaine, du jeu, de l'amour, du travail intellectuel exagéré et anxieux.

On diagnostiquera aussi, pour les combattre, les terreurs syphilophobiques, qui entrent, pour une si large part, dans la neurasthénie de certains névropathes. Ce sont surtout les hommes, qui, à ce point de vue, ont grand besoin d'être remontés. La vérole est, chez eux, un fumier favorisant toutes les éclosions morbides. La douche froide, la distraction du voyage sont, pour moi, les meilleurs agents de remontement rationnel. Enfin, en empêchant les perversions cellulaires et en stimulant la nutrition, les médicaments toniques rendent, jusqu'à un certain point, l'économie réfractaire à l'infection et à ses conséquences.

La grossesse prédispose aux syphilides vulvaires, par suite de l'état congestif de la vulve, chez les femmes enceintes. On évitera ces végétations par les lotions d'eau de Gowland et le poudrage au calomel consécutif.

« La syphilis éveille la dartre », disait Bazin. Lorsque je constate l'apparition, chez un syphilitique, de manifestations eczémateuses ou herpétiques, je prescris immédiatement, comme traitement général, la liqueur iodo-arsénico-mercurielle de Donovan, aux doses de 20 à 40 gouttes *pro die*.

Verneuil a décrit la néoplasie cancéro-syphilitique, tumeur hybride, justiciable de l'ablation : la continuité du traitement spécifique met obstacle aux récidives, dit-il... Ne nous y fions guère.

Chez les sujets lymphatiques, il faut être très sobre de mercure. La préparation de choix est alors, pour moi, l'iodoforme, sous la forme d'huile de foie de morue iodoformée :

℞ H. de foie de morue	500
Iodoforme pur.	5
Essence de sassafras	5
M.	

(De 1 à 3 cuillerées à soupe par jour, progressivement).

Chez les arthritiques, aussitôt le traitement mercuriel terminé, je prescris, avant chaque repas, une cuillerée à soupe de :

℞	Eau distillée de laitue . . .	500
	Chlorure d'ammonium . . .	20
	Iodure d'ammonium.	10
	Teinture de colchique. . . .	5
	M.	

Chez les herpétiques, j'ajoute au sirop de Gibert 3 ou 4 milligrammes d'arséniate d'antimoine tous les jours. J'ai observé aussi de bons résultats avec le benzoate et le salicylate de mercure (15 à 20 centigr. par jour en pilules). Ces préparations, trop peu employées, sont d'une tolérance facile et rendent, dans les formes graves et rebelles de la syphilis, de véritables services.

Concurremment avec le traitement spécifique, que nous libellerons plus loin, il ne faut jamais oublier de prescrire un ensemble de médication conforme au tempérament du malade. Chez les anémiques et les lymphatiques, on ordonnera l'iodure et l'arséniate de fer, l'huile de foie de morue, le vin de quinquina ; chez les nerveux, les bromures, la valériane et les douches froides, etc... Chez tous, on luttera contre l'infection par un régime tonique et substantiel, un air pur, une vie hygiéniquement bien réglée.

Parmi les eaux minérales, ce sont les sulfureuses qui rendent aux syphilitiques les plus grands services. Je préconise surtout les sulfureuses-arsénicales, telles que St-Honoré (Nièvre) et Schinznach (Suisse) : mais je ne les conseille jamais avant la troisième année, afin d'éviter de déterminer, du côté de la peau, de malencontreuses poussées. Il est loisible, d'ailleurs, de continuer, conjointement avec le traitement thermal, l'usage du traitement mixte, qui est, alors, bien mieux toléré et bien plus efficace. Grâce à cette tactique thérapeutique, j'ai pu, maintes fois, triompher d'accidents inquiétants et rebelles et prévenir (à la veille d'un mariage, par exemple) le retour offensif des manifestations spécifiques.

Le Dr Gémy, d'Alger, conseille, avec raison,

l'abstinence d'alcool à tout syphilitique en puissance de traitement mercuriel ; suivant notre confrère, l'alcool serait l'antagoniste du mercure, dont il contrarie l'action anti-virulente par sa nocivité à l'égard des phagocytes.

Il existe, enfin, certains adjuvants végétaux du mercure et de l'iodure, que l'on peut, sans exagérer leur valeur, placer au rang des agents hygiéniques.

Voici les meilleurs : cascara amarga, gaïac, salsepareille rouge, squine, sassafras, coca, jaborandi, berberis. Les principes sudorifiques, diurétiques, laxatifs, etc., renfermés dans ces plantes, facilitent l'élimination métallique, et peut-être aussi la dépuration des virulences hématiques.

Les toniques (fer, quinquina) et l'hydrothérapie, sont surtout utiles contre les dermopathies rebelles, secondaires et tertiaires.

Quant au *modus curandi*, nous sommes pour Diday contre Fournier et pensons qu'il ne faut médicamenter que *contre les accidents* et non dans une intention préservatrice aléatoire : évitons qu'Hg et KI ne deviennent pires que le mal.

Chez les scrofuleux, il faut être, je l'ai dit, très sobre de mercure; chez les tuberculeux, également.

Médication mercurielle. — Le mercure, remède spécifique du virus de la syphilis, est, d'ailleurs, assez long à s'éliminer de l'économie pour ne pas avoir besoin d'être prescrit à doses continues, suivant la méthode de certains hydrargyristes outranciers. Un mois de traitement pour deux mois de repos, pendant la première année; un mois de traitement pour trois mois de repos, pendant les deux années suivantes, constituent, en général, une mercurialisation suffisante et nécessaire. De cette manière, on évitera l'accumulation du poison dans l'organisme et la décomposition du sang qui en résulterait. On peut favoriser, d'ailleurs, l'élimination du mercure et empêcher toute saturation de l'organisme, par le moyen des bains sulfureux, des frictions, de l'exercice et d'une hygiène appropriée.

Les doses et les formes de la médication mercurielle sont naturellement subordonnées à la gravité de l'intoxication et à la susceptibilité, extrêmement variable, des malades. La salivation et la diarrhée sont les accidents les plus communs d'intolérance. On évite la première par des soins buccaux rigoureux, par l'enlèvement méthodique du tartre dentaire, l'usage fréquent des lavages et rinçages buccaux avec des élixirs antiseptiques étendus d'eau. Voici une formule type de ces élixirs :

℞ Alcoolé de menthe	150 gr.
Teinture de noix de galle . .	20
Acide phénique neigeux . . .	10
Thymol	5
Salol	5
F. S. A.	

(Une demi-cuiller à café, pour un verre d'eau tiède).

On appliquera ensuite, le long des interstices dentaires, une petite quantité de chlorate de soude porphyrisé, que l'on laissera cinq minutes en contact, ou bien encore on sucera des pastilles comprimées (sans sucre) de chlorate de potasse et cocaïne, pendant toute la journée.

La diarrhée mercurielle cesse ordinairement par l'administration du benzo-naphtol et du salicylate de bismuth (0,25 de chaque, pour un cachet). On la prévient souvent en ajoutant un peu d'opium à la préparation mercurielle :

℞	Liq. de van Swieten.	200
	Elixir parégorique.	20
	M.	

(Une cuiller à café après chaque repas).

℞	Proto-iodure de mercure	0.03
	Extrait thébaïque.	0.01
	Cotoïne.	0.05
	M. pour une pilule.	

(2 par jour).

Les médicaments pris aux repas influencent, d'ailleurs, toujours beaucoup moins l'estomac et l'intestin.

Lorsque les urines renferment de l'albumine, on devra craindre l'intoxication mercurielle, par suite d'élimination défectueuse, et prescrire toujours de très petites doses du médicament, avec un *minimum* de deux litres de lait par jour. Il faut également être très sobre de mercure chez les sujets suspects de tuberculose et préférer, alors, la méthode des frictions mercurielles sur la poitrine (1 à 2 gr. tous les jours). Pour ces frictions, on devra employer le savon mercuriel ou la lanoline au calomel :

℞	Calomel à la vapeur	aā 10 gr.
	Pétro-vaseline liquide . . .	
	Glycérine.	
	Lanoline	
	M.	

(Gros comme une noisette, soir et matin, en frictions).

L'onguent citrin (avec vaseline, parties égales) m'a rendu aussi de grands services en frictions (4 gr. par jour), dans les cas d'intolérance absolue des voies digestives ou de syphilis grave du cerveau et de la moelle. Dans ces occurrences solennelles, on doit aussi avoir recours aux injections sous-cutanées suivant la méthode de Scarenzio :

℞	Huile d'olives stérilisée.	1 gr. 50
	Calomel à la vapeur	15 cc.
	M.	

A la dose d'une seringue de Pravaz tous les huit ou dix jours (voir *plus loin*).

Pour favoriser la tolérance du mercure par les voies digestives, je recommande, enfin, la diète lactée et l'usage concomitant de l'arséniate d'antimoine (2 à 3 milligr. par jour).

Aux malades riches, j'aime à prescrire, deux fois par semaine, pendant la période secondaire, des bains d'une heure avec : 15 gr. de bichlorure de mercure, 15 gr. de chlorure d'ammonium et 500 gr. d'alcoolé d'eucalyptus pour 250 litres d'eau (baignoire en bois).

Comment assure-t-on la tolérance du mercure? — Pour donner au mercure son maximum d'activité et pour éviter, à la fois, les accidents de stomatite et autres, liés à son emploi comme remède, il faut toujours prescrire une hygiène spéciale au syphilitique. Ce sont : des bains savonneux tièdes hebdomadaires et des frictions matin et soir à l'eau de Cologne; un nettoyage parfait de la bouche, avec extraction des chicots par un bon dentiste; l'emploi, à jeun, après chaque repas, de la poudre dentifrice suivante :

℞	Chlorate de potasse	15
	Acide borique	10
	Racine de fraisier pulv.	20
	Essence de sassafras.	XX gtt.

M. Porphyrisez (le chlorate à part).

Comme élixir dentifrice, je préconise volontiers :

℞	Alcool de menthe.	80
	Acide phénique neigeux	10
	Hypochlorite de soude	5
	Ess. de badiane	XXX gtt.

M. (carminez *ad libitum*).

Un régime eupeptique, l'emploi d'une bière amère aux repas, la suppression du tabac et des apéritifs, favorisent également la tolérance du mercure. Comme c'est surtout au contact des dents que se produisent les ulcérations superficielles et les enduits de la stomatite, il est bon d'isoler, pendant la nuit, du maxillaire, les faces internes des joues, par l'interposition d'un peu de coton au naphtol, placé dans les replis des gencives. Pendant la journée, ce but aseptique sera rempli par les pastilles de chlorate de potasse comprimé sans sucre, qui ont, de plus, l'avantage d'empêcher les formations de mucus concret, précédant toujours la stomatite grave, et d'activer la sécrétion normale des glandules de la bouche.

Voici, maintenant, comment se libelle le traitement de la stomatite mercurielle :

Faire nettoyer le tartre, plomber ou arracher les dents malades, arracher les dents de sagesse. Cesser le tabac. Matin et soir, bain de bouche au chlorate de potasse et brosser avec la poudre suivante :

℞ Poudre de quinquina	} ãã	15 gr.
— de cachou...........	}	
— de tannin		1 gr.
Essence d'anis et de menthe......		Q. S.
M.		

Cautériser les érosions avec l'acide chromique (très légèrement), ou avec un collutoire iodo-ioduré (Zeissl).

Voici, maintenant, la marche à suivre pour le traitement rationnel de l'empoisonnement par le mercure, encore assez fréquent, par suite de l'imprudence des malades ou de leur extrême susceptibilité pour les moindres doses de ce métal :

Empoisonnement aigu : 1° Vomitifs ;

2° *Eau albumineuse* (4 blancs d'œufs pour un litre d'eau) donnée en grande quantité ;

3° *Soufre* (toutes les trente minutes, une cuillerée à bouche d'un électuaire de fleur de soufre) ;

4° *Limaille de fer* (une cuillerée à café dans un demi-verre d'eau ; répétez six fois toutes les demi-heures).

Si l'on arrive trop tard, donner un purgatif salin, des eaux sulfureuses naturelles comme boisson, et toutes les demi-heures une cuillerée à soupe de :

℞	Eau	100 gr.
	Iodure de sodium...............	10

Empoisonnement chronique. — Le matin, à jeun, deux cuillerées à café d'un électuaire de soufre sublimé et de miel, dégluties à l'aide d'un peu d'eau froide (Luton) ; tel est, avec la potion iodurée précédente, le traitement de l'empoisonnement chronique par le mercure. On peut aussi essayer le chlorate de potasse (Herpin).

Outre ses inconvénients toxiques graves, que l'on peut toujours éviter, le mercure présente encore le désavantage d'être souvent mal toléré par certains sujets des villes, dont l'estomac est particulièrement délicat. C'est ainsi que la liqueur de van Swieten (sublimé au 1/1000), même dans un véhicule lacté ou dans de l'eau aromatisée de cognac, kirsch, etc., a le grave inconvénient de dégoûter rapidement les malades auxquels on la prescrit et de leur donner de violentes crises de gastralgie.

Pour remédier autant que possible à ces inconvénients, le Dr Mauriac a modifié la liqueur de van Swieten de la façon suivante. Il formule :

℞ Eau distillée		250 gr.
Sirop de morphine	} ãã	100 —
Sirop de fleurs d'oranger	}	
Alcoolat de mélisse		50 —
Bichlorure de mercure		0,50 cent.
M. S. A.		

Cette préparation renferme le sublimé dans les mêmes proportions que la liqueur de van Swieten : chaque cuillerée à soupe, c'est-à-dire 20 grammes, contient 0 gr. 02 de sublimé.

Les doses sont : une à deux cuillerées à dessert de 11 grammes, matin et soir.

Des injections massives de mercure. — Lorsqu'il est nécessaire d'agir promptement, tout en ménageant les voies digestives et la peau, on aura recours aux injections mercurielles massives, pratiquées, aseptiquement, dans la région fessière. Deux ou trois fois par mois, il suffira d'injecter sept à huit centigrammes de l'*huile grise* de Lang-Neisser :

℞	Mercure métallique pur . . .	20 parties.
	Teinture éthérée de benjoin.	5 parties.
	Huile de vaseline.	40 parties.

Chaque centimètre cube contient 36 centigrammes de mercure.

Au bout de deux mois, en général, les syphilis les plus graves sont ordinairement enrayées par cette thérapeutique énergique, rapide et fidèle, qui donne toute sécurité, à la condition d'être pratiquée et surveillée par l'homme de l'art. C'est la méthode indispensable à choisir, lorsqu'on a affaire à des malades négligents ou insoucieux de leurs intérêts ; par exemple, les très jeunes gens, la clientèle d'hôpital, les personnes désireuses de se traiter en secret, les voyageurs, etc.

Ainsi soignée, la vérole fera souvent mentir le pronostic pessimiste du professeur Zeissl : « En vérité, je vous le dis, si quelqu'un de vous a contracté la syphilis, il mourra syphilique et il ressuscitera syphilitique au jour du dernier jugement. » Cette boutade renferme (comme toutes les boutades) sa part de vérité. Mais on peut dire de la syphilis ce qu'on dit de toute autre maladie : sa guérison, absolue ou relative, reste subordonnée au médecin, à la médication et... au malade. C'est du *consensus* de ces trois termes qu'est faite toute thérapeutique profitable.

Des injections à doses faibles. — On emploie, dans ce but, les préparations solubles, et notamment le bi-iodure ou le cyanure de mercure, dans les cas graves et malins, nécessitant une neutralisation énergique et immédiate des virulences (lésions du cerveau, de l'œil, etc.). Malheureusement, à cause de la douleur et des accidents locaux, cette méthode ne sera jamais admise qu'à titre exceptionnel. Voici notre formule :

℞ Cyanure de mercure		1 gr.
Oléate de cocaïne.	} āā	2 gr.
Acide phénique neige		
Pétro-vaseline liquide		100 gr.
M. S. A.		

Un gramme par jour en injection.

Traitement ioduré. — On emploie ordinairement contre la syphilis l'iodure de potassium conjointement ou à la suite de préparations mercurielles (1 à 4 gr. par jour, en moyenne). Mais il faut savoir aussi utiliser, suivant les cas, d'autres préparations iodées : la teinture d'iode (dans du malaga, dix à trente gouttes par jour), dans les cas de manifestations osseuses ou articulaires; l'iodoforme (dissous dans l'huile de foie de morue, 5 p. 1000), s'il s'agit de quelque accident du côté des poumons; les iodures de sodium, de calcium, d'ammonium, de strontium, de lithium (doses variables), en cas d'intolérance marquée pour le sel de potassium, ce qui arrive surtout lorsque le foie ou les reins fonctionnent mal.

Pour éviter les troubles digestifs et les irritations de l'appareil urinaire, je prescris, ordinairement, l'iodure de la manière suivante :

℞	Sirop de quinquina.	500
	Extrait de noix vomique	0.50
	Iodure de potassium	25
	M.	

(Une à trois cuillerées à soupe par jour, à prendre, au début des repas, dans un demi-verre d'eau de la Vallière).

On évite, par les bains sulfureux fréquents et par les frictions alcooliques (matin et soir), les éruptions désagréables que détermine, assez souvent, la médication iodurée. Quant aux accidents congestifs du côté des voies respiratoires, on peut les pallier au moyen des bains de pieds sinapisés et des pilules suivantes :

℞	Extrait de belladone	āā *un centigr.*
	Poudre de belladone	
	Arséniate de fer	
	M. pour une pilule.	

2 par jour (matin et soir) dans une tasse de lait.

Le *sirop iodo-tannique* est toujours bien supporté, ainsi que j'ai pu l'observer, depuis vingt ans, dans ma pratique. Les personnes les plus vouées à l'iodisme tolèrent admirablement la préparation suivante :

℞	Sirop de ratanhia	200
	Iodure de sodium	10
	Teinture d'iode.	15
	Essence de wintergreen	2
	M.	

(Une cuiller à café, deux fois par jour, dans une tasse de café noir.)

De même que la médication mercurielle est spécifique de la syphilis secondaire, la médication iodurée est spécifique de la syphilis tertiaire. Elle guérit les gommes, les ulcères, les altérations osseuses, nerveuses et vasculaires. La prescription habituelle de l'iodure est de trois mois, avec dix jours de repos par mois. A chaque reprise du traitement, on augmente de 0.50 à 1 gr. les doses de l'iodure de potassium (de 1 à 4 gr.). Le médicament ne s'accumule jamais dans l'organisme, coutumier qu'il est, au contraire, d'une prompte élimination. Les syphilitiques font bien, aux renouvellements des saisons, de reprendre trois à quatre semaines d'iodure (1 à 2 gr. par jour) : c'est ce que Bontemps nomme, avec raison, « iodure des équinoxes ».

On a souvent avantage à unir les médications mercurielle et iodurée, principalement à la fin de la période secondaire et dans les formes malignes de la vérole. Dans le *sirop de Gibert,* le bi-iodure de mercure se trouve, précisément, associé à l'iodure de potassium, pour le grand bénéfice du syphilitique. Il ne faut pas oublier, non plus, que, la syphilis réveillant toutes les diathèses, l'emploi des alcalins, des arsénicaux, etc., est, très souvent, indiqué également contre des manifestations arthritiques, herpétiques, etc., survenues à l'occasion de l'infection syphilitique. Enfin, il est bon de prévenir les vérolés que les accidents graves fondent principalement sur les sujets qui ont été insuffisamment traités, sous le fallacieux prétexte de bénignité des manifestations primaires et secondaires : les statistiques ne laissent aucun doute à cet égard.

L'iodure de potassium est mieux toléré à doses fortes (2 gr. et au-dessus) qu'à dose faible (30 à 60 centigr.). Le sirop de groseilles, la bière, le lait, l'écorce d'orange, masquent la saveur désagréable de ce sel.

TRAITEMENT SYMPTOMATIQUE DE LA SYPHILIS DANS SES DIVERSES PÉRIODES

Période primitive ou chancreuse. — Si le chancre est situé sur le prépuce, on a tout avantage à l'exciser. S'il est aisément accessible, on pratique trois pansements par jour avec la poudre suivante :

℞ Calomel	
Salol.	} āā 5 gr.
Acide borique	

M. S. A. (pulv. finement).

Chaque pansement est précédé d'un lavage tiède au vin aromatique additionné de 0,75 centigrammes de sublimé par litre, ou mieux encore d'une solution saturée de chlorate de potasse. Si le chancre suppure abondamment, on pratiquera des lavages fréquents avec cette dernière solution tiédie, que l'on projettera à l'aide d'une poire en caoutchouc, surtout si le chancre, situé sur la rainure préputiale, entraîne de la balano-posthite avec phimosis. Dans les cas de suppuration abondante, le pansement à l'iodoforme est souvent préférable à la poudre qui précède. Evitez les corps gras, et surtout l'onguent napolitain, pour le pansement du chancre : Ricord a pu considérer, à bon droit, cette pommade comme l'une des causes les plus fréquentes du phagédénisme.

Lorsque l'aspect du chancre ne laisse aucun doute sur le diagnostic de l'infection (que l'on reconnaît aussi, du reste, à l'engorgement glandulaire, au mal de tête, à la fièvre rhumatoïde, etc.), on prescrira, immédiatement, le traitement mercuriel. On conseillera au malade un repos relatif, jusqu'à complète cicatrisation du chancre, et on lui dictera aussi son hygiène appropriée.

Contre la fièvre infectieuse, je prescris, habituellement, trois des cachets suivants, à prendre de 2 en 2 heures, à partir de 4 heures du soir :

℞	Iodhydrate de quinine	0.10
	Poudre de Dower.	0.15
	Acide salicylique	0.25
	M. pour un cachet.	

Ces cachets assurent le sommeil régulier, facilitent les éliminations sudorales et dissipent l'état fébrile, la courbature, la céphalée et les douleurs névralgiques qui accompagnent, si communément, l'invasion de la syphilis. Ils ne dispensent naturellement pas de la médication hydrargyrique, dont ils sont les adjuvants.

Période secondaire. — Les plaques muqueuses sont combattues par les lavages fréquents, pratiqués avec une cuillerée à soupe du mélange suivant, pour un verre d'eau tiède :

℞	Liq. de van Swieten	200 gr.
	Glycérine neutre	100
	M.	

On cautérise légèrement les plaques, tous les 3 ou 4 jours, avec le crayon de nitrate d'argent, jusqu'à leur disparition complète (2 à 3 cautérisations suffisent, en général). On observe les soins dentaires et buccaux délimités plus haut et l'on interdit l'usage du tabac et des irritants *ingesta*. S'il existe des chicots, il est très important de les limer ou de les arracher, afin de protéger la langue contre les ulcérations spécifiques résultant du traumatisme. Ricord aimait aussi à prescrire des gargarismes avec 5 centigrammes de sublimé pour 100 gr. d'infusion de ciguë.

En cas de plaques muqueuses pharyngo-laryngées profondes, je conseille les pulvérisations chaudes, toutes les deux heures, avec :

♃ Eau distillée de menthe poivrée 150 gr.
Liqueur de van Swieten . . . 100
Acide phénique neigeux. . . . 10
M.

Les engorgements ganglionnaires seront frictionnés avec la pommade suivante :

♃ Lanoline camphrée . . . . }
Onguent citrin . . . . } aã 10 gr.
Extrait fluide de grande ciguë. }
M.

Contre la chute des cheveux et les croûtes du cuir chevelu, onctions douces, matin et soir, avec la pommade au turbith, ou mieux avec :

♃ Pétro-vaseline liquide. . . . . 60 gr.
Iodure de soufre. 4
Extrait de jaborandi. 2
M.

Les croûtes étant disparues, on excite la

repousse des cheveux avec les frictions suivantes :

> ℞ Alcoolé Fioravanti . . . . 160 gr.
> Essence de cannelle Ceylan. XVI gtt.
> Bi-iodure de mercure. . . . . 0 gr 10 centig.
> M. (brosse douce à longs poils).

Lancereaux affirme que les plaques muqueuses persistantes ne sont jamais suivies d'accidents viscéraux. A. Fournier observe que ce sont les syphilis secondaires les plus bénignes qui précèdent les formes cérébro-spinales les plus graves. Nombre d'auteurs français et étrangers, compulsés par moi, émettent des opinions analogues ; d'où il résulte que, logiquement, loin de nous alarmer de poussées secondaires sérieuses, il faudrait leur laisser une certaine latitude d'évolution, dans une pensée prophylactique ultérieure... Ne poursuivons donc pas, par des cautérisations féroces et par une mercurialisation outrancière, les syphilides muqueuses ou cutanées *florides* de la deuxième période ! Rappelons-nous toujours la pensée, si juste, de Pidoux, sur l'action néfaste des médicaments énergiques : « Lorsque l'action comprimante du remède est épuisée, on voit la réaction du symptôme devenir plus féroce, exiger des doses plus élevées du remède; ainsi de suite, jusqu'à ce que, le poison légal ayant conspiré avec la maladie, sous le silence terrible des symptômes, il se fasse de ces effondrements subits, qui surprennent le médecin et consternent les familles ».

Toute erreur est fondée sur une vérité dont on abuse : il faut, au vérolé, du mercure, mais *point trop n'en faut.* La femme, surtout, supporte fort mal les préparations mercurielles et il faut lui en faire consommer le moins possible.

A quelle époque un syphilitique peut-il contracter mariage ? « C'est à n'y pas croire, s'écrie Diday, comme la diathèse syphilitique crée la diathèse matrimoniale, et comme il suffit d'une minime induration, pour avoir raison du célibataire le plus endurci ! » A mon avis, un délai de cinq à six ans, à partir de l'accident primitif, est suffisant et nécessaire, *avec un traitement rationnel*, bien entendu. Il est bon d'exiger aussi, pour contracter mariage sans trop de crainte, la disparition complète, depuis un an au moins, de tout accident spécifique, après cure thermale.

Contre les *syphilides cutanées rebelles*, il faut conseiller le traitement général intensif et l'emploi des pommades et emplâtres appropriés. Voici deux formules qui nous ont, fréquemment, bien réussi :

℞	Vaseline	50
	Précipité blanc.	10
	Résorcine	5
	M. pour une pommade.	
℞	Emplâtre de Vigo.	q. s.
	Acide salicylique.	1 gr.
	Cinabre	0.50
	M. pour un emplâtre de 10 cc.	

Contre les syphilides *nasales*, grands lavages, tous les matins, avec la liqueur de van Swieten tiédie. Trois fois par jour, priser la poudre suivante :

℞	Dermatol	ãã p.é.
	Salol	
	Aristol	
	Iodol	
	Menthol.	
	M. *porphyrisez*.	

Le soir, introduire dans les fosses nasales, gros comme un pois, de la pommade :

℞ Cérat sans eau	. . . .	40 gr.
Bichromate de potasse	. . . . . .	2 gr. 40
Chlorhydrate de cocaïne	. . . . .	0 gr. 60
M.		

En cas d'*albuminurie*, prescrire, tous les jours, trois litres de lait, additionné, par litre, d'un gr. d'iodure de strontium, et appliquer sur la région lombaire, préalablement sinapisée, un vaste emplâtre de Vigo, que l'on renouvellera au bout de dix jours.

Psoriasis palmaire

La nuit, gants de caoutchouc; dans la journée, trois pansements, avec :

℞ Glycérine	. . . .	60 gr.
Huile de cade	. . . .	10
Liqueur de van Swieten	. . . . . .	30
M. S. A.		

Traitement des Syphilides suintantes de la peau

(période secondaire)

Appliquer trois fois par jour, une heure durant, des compresses de tarlatane boriquée, imbibées du mélange suivant :

℞ Liqueur de van Swieten. . . . . 150 gr.
Eau-de-vie camphrée 50
ou Vin aromatique. 80
Chlorure d'ammonium 5
M.

(Etendre d'eau, ou d'infusion de pavots, si cette formule est trop irritante et douloureusement supportée).

Dans les intervalles des applications, poudrer abondamment avec le mélange :

℞ Talc de Venise. . . . . 60 gr.
Calomel 20
Salol. 10
M. (*porphyr.*).

On peut aussi conseiller les grands bains, avec 15 gr. de sublimé dissous dans 500 gr. de glycérine (baignoire de bois) et additionnée de 20 gr. de teinture de lavande.

Les syphilides *scrotales* seront lotionnées avec la liqueur de Labarraque, puis poudrées d'oxyde de zinc ; les syphilides *plantaires*, recouvertes d'emplâtre rouge, au minium et au cinabre. Les syphilides *vulvo-anales*, ulcéreuses et fétides, doivent être pansées avec un mélange de deux parties de salol pour une partie d'iodoforme, le tout porphyrisé : on les entourera d'une propreté aseptique minutieuse, réalisée au moyen de grands bains et des lavages boriqués. Les plaques muqueuses des régions cutanées doivent être lavées trois fois par jour avec un mélange de liqueur de van Swieten et d'infusion d'hamamelis tiède, puis saupoudrées de calomel. Quant aux syphilides papuleuses rebelles, elles cèdent ordinairement au traitement suivant :

1° Bain tiède quotidien de trois quarts d'heure, avec 300 gr. de carbonate de soude, 60 gr. de sel ammoniac et 500 gr. d'amidon ou de son ;

2° Pommade avec 30 de vaseline, 2 d'oxyde de zinc, 1 de précipité blanc, vingt gouttes d'huile de bouleau *(onctions matin et soir)* ;

3° Sirop de Gibert, deux à trois cuillerées à soupe par jour, pendant huit jours au moins.

Crevasses interdigitales syphilitiques

℞	Eau distillée de roses.	500 gr.
	Sublimé corrosif.	1
	Teinture de tolu.	30
	M	

En applications sur bourdonnets de charpie ou ouate hydrophile.

Enrouements de la période secondaire

Dans l'*aphonie syphilitique,* fumer les cigarettes mercurielles de Trousseau :

℞ Sublimé	} aā	1 gr.
Acide nitrique	}	
Eau		20

M. S. A. et étendez sur du papier non collé.

Alopécie syphilitique

1° Tous les matins, onctions, avec gros comme un pois, de :

℞ Lanoline	40
Teinture de noix vomique	10
Précipité jaune.	5
Essence de cannelle Ceylan . . .	XV gout.

M.

2° Tous les soirs, frictions, sur le cuir chevelu, avec :

℞ Extrait fluide de quinquina. .	} aā	10 gr.
— de jàborandi . .	}	
— de quillaya . . .	}	
Teinture de cantharides. . . .		5 gr.
Liq. de van Swieten.		40 gr
Huile de bouleau		6 gr.

M.

3° Couper les cheveux ras et les maintenir courts pendant plusieurs mois.

Iritis syphilitique

1° Toutes les semaines, purgation avec 0gr60 de calomel ;

2° Tous les jours, trois cuillerées à soupe du mélange :

℞ Ext. fluide de quinquina . . .	ãã 200 gr.
Liqueur de van Swieten . . .	
Ess. de wintergreen	10 gr.
M.	

3° Badigeonnages péri-orbitaires et frictions derrière les oreilles, avec du savon mercuriel camphré ;

4° Trois fois par jour, quatre gouttes de ce collyre :

℞ Eau de laurier-cerise	10 gr.
Sulfate neutre d'atropine . . .	0,05
M.	

Période tertiaire

TRAITEMENT DES GOMMES DU PALAIS ET DE LA LANGUE

1° Donner tous les jours de 4 à 8 grammes d'iodure et 4 gr. de chlorate de potasse;

2° Gargarismes et lavages buccaux, iodo-iodurés et cocaïnés ;

3° La gomme étant ouverte, la toucher, 2 fois par jour, avec la glycérine iodoformée au cinquième.

TRAITEMENT DE LA LARYNGITE TERTIAIRE

1° Tous les jours, prendre 2 gr. d'iodure et 1 centigr. de sublimé.

2° Pulvérisations, matin et soir, avec le mélange :

℞ Solution iodo-iodurée .	100	grammes.
Résorcine.	10	—
Glycérine boratée. . . .	40	—
Naphtol camphré. . . .	2	—
M.		

Une cuillerée à soupe pour un verre d'eau chaude.

3° Pansements des ulcérations à l'iodoforme et attouchements à l'acide lactique. Inhalations de vapeurs de cinabre, matin et soir, sur une pelle rougie. Cure à Saint-Honoré (Nièvre).

Phagédénisme tertiaire

Iodure à haute dose ; pansement occlusif avec emplâtre de calomel salicylé. Modificateurs hygiéniques et toniques généraux.

Syphilis cérébrale et médullaire

Les frictions mercurielles énergiques, l'iodure de potassium à hautes doses, les pointes de feu répétées : tel est, en résumé, le traitement à instituer. En cas d'échec, injections sous-cutanées.

Syphilis des femmes enceintes

Pour prévenir l'avortement et la maladie chez le produit, donner la médication mercurielle à la mère. Le tannate de mercure (0,05 à 0,10 par jour), est, pour moi, la préparation de choix. Elle n'occasionne pas de phénomènes d'intolérance. Après chaque repas, donner en outre, dans du vin de Banyuls, une ou deux cuillerées à café de :

℞ Teinture de gentiane. .	
Ext. fluide de quinquina	
— de coca	āā 100 gr.
Sirop iodo-tannique . .	
M.	

Les préparations arsénicales (mélange de liqueur de Fowler et de tartrate ferrico-potassique) sont également fort à recommander.

Mal de tête des syphilitiques

Trois fois par jour, l'un des cachets :

℞ Sulfate de quinine.	0.10
Phénacétine	0.10
Iodure de calcium.	0.40
M.	

Chute des cheveux

(en dehors de la période secondaire)

1° Si les cheveux sont gras, et s'il n'existe aucune éruption, croûteuse ou autre, frictions avec :

℞ Ether de pétrole	}	āā p.é.
Liqueur van Swieten.	}	
M. (agitez) matin et soir.		

2° Si les cheveux sont secs et le cuir chevelu croûteux, onctions, matin et soir, avec :

℞ Lanoline boriquée.	40
Liqueur de van Swieten.	10
Turbith minéral	4
Hyposulfite de soude	2
M.	

Engorgements glandulaires

Appliquer l'emplâtre de Vigo, ou mieux l'emplâtre au calomel et le renouveler tous les quatre jours, après lavage de la peau avec :

℞ Liqueur de van Swieten. . . .	}	āā p.é.
Essence de niaouli.	}	
M. S. A. (agitez)		

La persistance de l'adénite syphilitique étant un présage presque certain de récidives ultérieures (Ricord), j'estime que l'on ne saurait trop poursuivre l'extinction de ce symptôme.

Testicule syphilitique

1° Tous les jours, en trois fois, 2 grammes d'iodure de potassium; 2° frictions matin et soir avec la pommade au calomel à 2 p. 100 et recouvrir d'ouate et d'un bon suspensoir.

Syphilomes rectaux ou autres

Ils sont seulement justiciables du traitement *chirurgical* actif et précoce : ce sont des néoplasmes hybrides, sarcomateux, rebelles au traitement spécifique le plus sérieux.

Rhinite syphilitique

(syphilis nasale)

℞	Poudre de café torréfié.	6 gr.
	— de poivre cubèbe	4
	— d'iodol.	2
	— de chlorhyd. de cocaïne. . .	1
	M. S. A.	

A priser quatre fois par jour.

Pemphigus

Régime lacté exclusif (Vidal) ; poudre d'amidon mêlé de quinquina ; cataplasmes. Bains tièdes d'une heure avec 200 gr. de borax.

Immobiliser les parties malades, les recouvrir, comme une brûlure, de liniment oléocalcaire et d'une épaisse couche d'ouate.

Dans la forme aiguë, saignée et sulfate de quinine. Arséniate de fer (Besnier).

Dans la forme chronique, un granule d'arséniate de strychnine avant le repas, et un verre à madère de vin de quinquina iodo-ferrugineux après le repas.

Pommade de Hébra

℞ Glycérolé d'amidon..............	10 gr.
Acide phénique..................	1
M.	

(Tout cela, sans préjudice du traitement spécifique).

Néphrosyphilose

« Vérole vieillie a souvent mine honnête », a dit Ricord. Il faut savoir surtout dépister les albuminuries d'origine syphilitique. On les traitera par l'iodure, spécifique du tertiarisme, auquel on fera bien d'ajouter le traitement du mal de Bright : lait, frictions, massages, drastiques, tannin, bains de vapeur, térébenthine, etc.

Frictions mercurielles dans la région lombaire, si l'albuminurie se rapproche de la période secondaire. Si non, 4 gr. d'iodure de strontium par jour dans du lait (2 à 3 litres au moins).

Eviter avec soin les alcooliques, la bière, le vin pur, les conserves, le gibier, etc.

Emplâtre de Vigo lombaire, en permanence, saupoudré de 10 centigrammes de nitrate de pilocarpine.

Cirrhose tertiaire (Monin)

℞ Sirop de saponaire.............		350 gr.
Extrait fluide de boldo.....	āā	15 gr.
— — de cascara....		
Iodure de sodium...............		20 gr.

Une cuillerée à sonpe, matin et soir, dans de la tisane de pensée sauvage; frictions sur la région hépatique avec l'axonge iodo-iodurée.

LARYNGO-SYPHILOSE

Le traitement ioduré congestionnant le larynx et causant une sortie de pseudo-grippe, il faudra recourir aux frictions mercurielles ou aux injections de calomel (Mauriac).

Localement, attouchements iodo-opiacés ou glycérino-cocaïnés. — Dans le cas de sténose extrême, trachéotomie, qui donne 76 pour cent de guérisons (Trélat), à condition de continuer le traitement spécifique.

Ecthyma

Régime tonique et analeptique. Viandes rouges, vin de quinquina, etc.

Faire tomber les croûtes avec cataplasmes d'amidon et glycérine boriquée ; appliquer sur les ulcères de l'emplâtre de Vigo, ou mieux de l'emplâtre rouge, de l'acide chlorhydrique étendu, de de l'eau phéniquée, etc.

Isoler, avec soin, chaque pustule, pour éviter leur propagation.

Pansement de l'ecthyma

℞ Baume du Pérou .... } àà 5 gr.
Iodoforme .... }
Chlorhydrate de cocaïne .... 0 gr. 20
Teinture de quillaya. — Q. s. p^r émuls.
M. S. A.

Pansement matin et soir, avec cette mixture étalée sur un écusson en calicot. Même traitement s'applique aux ulcérations pemphigo-rupiques.

Intérieurement, analeptiques et toniques (fer, quinquina, etc.), fumigations de calomel par la méthode Horteloup; bains d'amidon et de gélatine, suivis de poudrage au sous-nitrate de bismuth.

Névralgies syphilitiques

℞ Iodoforme. 0.05
Quinine (Valérianate). 0.10
Extrait de ményanthe. 0.10
M. pour une pilule (3 fois par jour).

Dentifrice des Syphilitiques

℞ Craie préparée pulvérisée. . . . . . 60 gr.
Chlorate de potasse. 20
Bichromate — 2
Salol. 4
Essence de cochléaria. 2
M.

Crème magique

℞ Lanoline benzoïnée	. . . . . .	aā	15 gr.
Glycérine boriquée	. . . . . .		
Oxyde de zinc	. . . .		3
Précipité blanc	. . . .		1

M. S. A.

En applications contre les syphilodermies secondaires.

Syphilis acnéique

℞ Sirop de bourgeons de sapin . . .	260 gr.
Glycérine très pure	80
Iodure de sodium	20
Teinture d'iode	L gtt.

M.

De une à trois cuillerées par jour.

Contre les ulcères syphilitiques rebelles, je conseille la pommade suivante, due à Venot, de Bordeaux :

℞ Axonge	30 gr.
Tannin	5
Nitrate acide de Hg.	XII gtt.

M. S. A. pour pansements.

Syphilis pulmonaire (1)

Vésicatoires pansés à l'onguent napolitain. Alimentation réparatrice. Eaux sulfureuses naturelles. Huile de foie de morue iodoformée. Iodure potassique à doses croissantes (2 à 8 grammes) et prolongées.

Mixture antisyphilitique

℞ Sirop de raifort composé . . .	aā	200 gr.
— de salsepareille		
Extrait de coca		
— de gaïac.	aā	0 50
— de cascara		
— de Jaborandi		0 25
Iodure d'ammonium		20
M.		

Trois cuillerées à soupe par jour.

Syphilis cérébrale

Cinq grammes par jour d'iodure de potassium

(1) D'après M. Dieulafoy, les individus devenus syphilitiques deviennent en même temps très sensibles au froid, ce qui explique pourquoi ils ont du catarrhe, nasal ou bronchique, des laryngites, plus facilement qu'avant l'infection syphilitique. Cette susceptibilité au froid rend compte aussi des paralysies faciales précoces.

à l'intérieur, et frictions avec 8 gramm. d'onguent napolitain tous les jours, sous les aisselles.

Contre les rechutes, fuir excès vénériens et alcooliques, fatigue intellectuelle et toutes causes encéphalo-congestives en général.

Syphilis médullaire

Traitement *hâtif, intense et énergique* : 4 à 8 gr. d'iodure par jour, alterné avec frictions de lanoline hydrargyrique.

Pointes de feu profondes le long du rachis. Bains sulfureux, courants continus.

Pendant la convalescence, bromures ; abstinence du coït, hydrothérapie.

Dans la syphilis des centres nerveux, ne pas redouter les hautes doses ; il s'agit d'un traitement *d'assaut*.

Traitement de la cirrhose du foie d'origine spécifique

1° Prendre tous les jours, dans du lait coupé d'eau de Vichy, comme boisson, 3 gr. d'iodure de sodium ;

2° Appliquer sur le foie un emplâtre de Vigo, renouvelé tous les trois jours;

3° Tous les soirs, prendre la pilule suivante :

℞ Extrait de rhubarbe	0 gr.	05
— de boldo	0	10
Calomel.	0	02
Sublimé	0	002
M.		

4° Tous les matins, après être allé à la selle, prendre un grand lavement avec un litre de décoction de salsepareille rouge et une cuillerée à dessert de glycérine boratée à vingt pour cent (lavement froid à garder le plus possible);

5° Tous les deux jours, bain sulfureux tiède de trente-cinq minutes.

Douleurs ostéocopes

℞ Pommade chloroformée. . . .	30 gr.
Salicylate de Hg.	1
Essence de wintergreen	XXX gtt.

M. S. A. pour frictions trois fois par jour.

A l'intérieur, faire prendre, en se couchant, vingt gouttes de :

℞ Teinture de ciguë	ãã 10 gr.
— de coca.	
Liq. de van Swieten	
M.	

MACULES DE LA PEAU OU SYPHILIS PIGMENTAIRE

Contre ces taches jambon fumé, cuivre-rouge, collier de Vénus, etc., « brevets de syphilis » (Ricord), d'une guérison assez aléatoire, la formule suivante (en frictions 3 fois par jour), m'a donné de bons résultats, avec la collaboration du temps :

℞	Lanoline camphrée.	40
	Peroxyde d'hydrogène *récent* . . .	15
	Chlorure d'ammonium.	5
	Iodure.	4
	M. S. A.	

On peut aussi essayer la solution de Robin, bien que je la juge moins active que la pommade qui précède :

℞	Alcool		100 gr.
	Sublimé.	aā	1 »
	Salol		

Essence de bergamote ou de géranium.
Q. S. pour parfumer.
M. S. A.

(Frictionner, tous les jours, les taches pigmentaires avec cette solution et laisser sécher sans essuyer).

Au bout de quelque temps, lorsque les marques sont un peu atténuées, les frotter légèrement avec :

℞	Glycérine	50 gr.
	Eau de roses.	50
	Borax	4
	Liqueur de van Swieten.	10
	M. S. A.	

Appliquer ensuite le mélange suivant :

℞	Poudre de talc.	āā 10 gr.
	Oxyde de zinc	
	Camphre.	
	Salol	
	M. porphyrisez.	

Moyens préventifs contre la syphilis. — Cette importante question d'hygiène sociale a été longuement discutée dans mon livre *L'Hygiène des sexes*, au chapitre « de la Prostitution ». Récemment, on a indiqué pourtant certains moyens, assez pratiques, de prophylaxie, que je crois bon de vulgariser dans ce petit ouvrage. On ne saurait trop s'appliquer, en effet, à combattre un fléau qui, suivant le mot de Joseph de Maistre « agit sur le possible, tue ce qui n'est pas encore et ne cesse de veiller sur les sources de la vie, pour les appauvrir et les souiller. »

Lesser, de Berne, propose, pour lutter contre les progrès de la syphilis, le moyen suivant : Chaque malade atteint de syphilis recevrait, au sortir de l'hôpital, une carte qui porterait sur un de ses côtés l'ordonnance et sur l'autre une sorte de memento prophylactique ainsi conçu :

« Vous êtes atteint d'une maladie vénérienne, syphilis. Votre affection est contagieuse et restera telle pendant plusieurs années encore. Vous devez donc prendre garde de transmettre aux autres votre maladie et éviter tout contact direct, baiser, emploi des mêmes ustensiles de table, cohabitation dans le même lit.

» Votre maladie ne peut être guérie d'un seul coup. Vous en ressentirez, probablement, au bout de quelque temps, diverses manifestations : ulcérations ou douleurs dans la bouche, dans la gorge, aux parties génitales, éruptions sur le corps.

» Dès que vous vous apercevrez de ces accidents, présentez-vous immédiatement à l'hôpital ou consultez un médecin.

» Même si vous ne constatez aucun symptôme

inquiétant, vous devez vous faire examiner, tous les quatre mois environ, à l'hôpital ou par votre médecin, qui jugera s'il y a lieu de vous prescrire un traitement.

» Ce traitement n'exige nullement un séjour à l'hôpital. Vous pouvez, en le suivant, vaquer à vos occupations.

» Ce n'est qu'en suivant un traitement répété plusieurs fois par an, pendant trois années consécutives, que vous vous préserverez des accidents ultérieurs graves, carie osseuse, apoplexie cérébrale précoce, etc.

» Ce n'est que 4 à 5 ans après l'infection primitive et avec la permission du médecin, que vous pouvez vous marier : sinon, vous transmettrez votre maladie à votre femme (ou à votre mari) et à vos enfants, qui en subiront la tare héréditaire.

» Si vous suivez avec soin le traitement, votre affection est parfaitement curable.

» Gardez cette carte et montrez-la au médecin chaque fois que vous vous présenterez à la consultation.

» Ne la montrez à personne autre ».

De son côté, Letzel, de Berlin, demande que l'on rase chaque semaine, au moment de la visite de santé et pendant deux ou trois ans, le mont de Vénus des filles publiques atteintes de syphilis et même de blennorrhagie. Cette mesure serait peu coûteuse : seulement 5 marks (6 fr. 25) par an et par fille à raser. M. Letzel pense que le motif de cette mesure serait bien vite connu du public et que la clientèle abandonnerait ces femmes, signalées comme dangereuses, ce qui les obligerait à se chercher des moyens d'existence moins funestes à la santé publique.

Pour éviter les dangers de la syphilis héréditaire, il faut absolument détourner du mariage, pendant *au moins deux à troi*[illegible], les sujets atteints de syphilis *bénigne ;* trois et quatre ans sont nécessaires (bien entendu, avec un traitement sévère) pour les syphilis de moyenne intensité. Enfin, pour les cas d'accidents rebelles, même de peu grave apparence, l'époque du *conjungo* devra être reculée indéfiniment. Il ne s'agit pas seulement, ici, des dangers de contamination conjugale directe : il est démontré péremptoirement que la mère peut être aussi syphilisée par l'intermédiaire de son enfant, le *genitor* transmettant au petit être des accidents contagieux. L'enfant est alors le réactif du père.

Lorsqu'on a à redouter la naissance d'un enfant syphilitique, il faut mercurialiser la mère enceinte, prévenue, ou même à son insu; à la naissance de l'enfant, lui faire de légères frictions au savon napolitain, dans la région des plis articulaires; autant que possible, faire nourrir l'enfant par sa mère, ou lui donner le biberon additionné, chaque jour, de dix gouttes du mélange suivant :

℞	Extrait fluide de coca.	60 gr.
	Iodhydrargyrate potassique . . .	0 gr. 60
	M. S. A.	

On augmentera cette dose de dix gouttes, à mesure que l'enfant avancera en âge, si les lésions syphilitiques congénitales n'offrent pas une tendance marquée à la rétrogradation.

Contre le *coryza syphilitique* des nouveau-nés, qui empêche souvent les enfants de téter, on ajoutera, aux moyens précédents, les badigeonnages du nez, *intùs et extrà*, avec le liniment :

℞	Pétro-vaseline liquide.	10
	Précipité rouge	0.50
	Menthol	0.25
	M. S. A.	

Et l'on nourrira l'enfant à la cuiller.

Lorsque l'enfant syphilitique sera âgé de 3 à 4 mois, on lui fera prendre, journellement, dans du lait, un paquet avec 1 centigr. de calomel et 1 milligr. de sublimé, et un bain avec 30 gr. de teinture de benjoin, 30 gr. de teinture de lavande, 4 gr. de chlorhydrate d'ammoniaque et 2 gr. de sublimé (baignoire de bois) : bain tiède d'un quart d'heure.

Chapitre II

TRAITEMENT DU CHANCRE MOU

Le chancre mou voit, ordinairement, sa virulence disparaître par les pansements à l'iodoforme, qui est à la fois analgésique et cicatrisant : matin et soir, on recouvre la petite ulcération avec de la poudre d'iodoforme mélangé d'un tiers d'amidon. A chaque pansement nouveau, on lave le chancre, en y projetant de l'eau tiède, résorcinée au dixième ou salicylée au trentième. On recouvre l'iodoforme avec un bourdonnet d'ouate hydrophile boriquée, pour bien isoler le chancre.

Lorsque l'odeur, spécialement révélatrice, de l'iodoforme, empêche l'application de cet excellent modificateur, il faut s'efforcer, par des cautérisations, de détruire le virus du chancre simple. J'emploie, ordinairement, le mélange :

℞	Liqueur d'Hoffmann	10 gr.
	Sulfo-phénate de zinc.	2 gr.
	Chlorhydrate de cocaïne	0 gr. 50
	M.	

appliqué tous les matins avec un pinceau. Le soir, je conseille le pansement avec le vin aromatique saturé de salol ou additionné de 5 p. 100 d'hydrate de chloral.

Il faut, par dessus tout, éviter, comme pansements, les corps gras, quels qu'ils soient, et même la glycérine, qui, chimiquement, est un alcool, mais irrite souvent le chancre simple à l'égal de l'axonge ou de la vaseline.

La poudre suivante rend de grands services, lorsque la cicatrisation de la chancrelle tire à sa fin :

℞		
℞	Aristol	aã p. ég.
	Dermatol.	
	Salol.	
	Alumnol	

M S. A. (porphyr.)

Si le chancre mou siège dans le vagin, injections trois fois par jour avec la solution de chloral à quatre pour mille.

Eviter d'uriner sur le chancre ; — laver la verge, après chaque miction, avec l'eau boriquée chaude.

Un certain nombre d'auteurs recommandent les bains locaux chauds, qui atténuent la virulence du chancre et détruisent cette sorte de foyer infecto-contagieux qu'il représente. Deux ou trois fois par jour, pendant un quart d'heure, on donne ainsi un bain local chaud à 45 degrés. L'eau chaude phéniquée au millième ou l'eau boriquée au 10e m'ont semblé préférables à l'eau chaude simple.

En cas de phagédénisme, il faut faire des cautérisations superficielles, au galvano ou au thermo-cautère et saupoudrer ensuite, soit avec le chlorate de potasse porphyrisé, soit avec le mélange d'amidon et d'acide pyrogallique, recommandé par Terrillon. Au bout de deux à trois jours, on peut substituer, à ces poudres, l'emploi de la solution aqueuse, concentrée, de tartrate ferrico-potassique, chère à Ricord, et qui est véritablement efficace dans bien des cas.

Ricord donnait ce tartrate *intùs et extrà*. Il avait, en effet, remarqué la nécessité d'un traitement général tonique, pour aider à la cicatrisation, chez ces malades. Combien il avait raison ! Pour ma part, ce n'est guère que chez les scrofuleux, les anémiques, les surmenés, que j'ai pu observer des menaces ou des réalisations de phagédénisme. Le traitement général, par l'iodure de fer, les phosphates, les arsénicaux et surtout l'air de la campagne (climat marin ou altitudes, suivant que le lymphatisme ou le nervosisme sont en jeu) ne tarde guère à modifier, mieux que nos meilleurs pansements, les tendances, ulcératives ou gangréneuses, des chancres. Toutefois, il est des cas où il faut savoir pratiquer, sur les tissus sphacélés, des débridements énergiques au thermocautère : ces débridements seront suivis de bains chauds et de pansements antiseptiques, soigneusement réalisés.

L'adénite inguinale ou *bubon* est une complication commune du chancre mou. On la fait avorter, dès son début, par le repos au lit complet et par l'application d'une cuirasse d'emplâtre au calomel. Si le pus est déjà formé, on lui donne issue par une petite incision suivie d'injections avec l'alcool camphré et iodoformé ou avec une solution iodo-tannique ainsi formulée :

℞		
℞	Teinture d'iode	15 gr.
	Iodoforme	5
	Teinture de noix de galle.	10
	M.	

L'injection étant faite, il faut empêcher l'incision de se refermer prématurément : pour cela, on introduit une mèche de gaze iodoformée, que l'on fait pénétrer, aussi profondément que possible, dans la cavité. La mèche est renouvelée une fois par jour et toujours saupoudrée d'iodoforme, afin d'empêcher la plaie de devenir chancreuse; par surcroît de précautions, il est même bon de la recouvrir d'une cuirasse compressive de Vigo ou d'emplâtre rouge, méthodiquement recouverte d'ouate et d'un spica de l'aîne. *Évitez surtout les cataplasmes.*

Le chancre simple étant une affection purement *locale*, c'est-à-dire nullement constitutionnelle, ne réclame pas un traitement interne spécial. Il faut, toutefois, bannir du régime l'alcool et les excitants, quand ce ne serait que pour empêcher les érections, très douloureuses surtout quand le chancre avoisine le frein chez l'homme ou occupe le clitoris chez la femme. La cicatrisation, qui est toujours de 3 à 4 semaines comme durée, semble hâtée, d'ailleurs, par les laxatifs, les toniques, les antispasmodiques et surtout par le repos, qui évite aussi la production du bubon. Les sujets lymphatiques et alcooliques, les cavaliers, les surmenés du corps sont surtout sujets à cette complication, plus fréquente dans la clientèle pauvre et dans le sexe masculin que chez les riches et chez les femmes, dont l'existence est moins agitée et plus paisible.

Des trois grandes maladies vénériennes, le chancre mou est, d'ailleurs, incontestablement, la plus bénigne, celle dont la spécificité virulente est le plus facile à tuer sur place.

Chapitre III

TRAITEMENT DE LA BLENNORRAGIE

La blennorragie (chaudepisse, urétrite, échauffement, gonorrhée, etc.) est une affection inflammatoire et virulente, dont les causes peuvent être parfois extrêmement banales, quoi que puissent en penser les microbiomanes les plus endurcis. C'est ainsi que le coït répété, et même la masturbation, les érections prolongées, la copulation pendant les menstrues, immédiatement après l'accouchement, ou chez des femmes atteintes de flueurs blanches et de catarrhe utérin, etc., peuvent, chez des sujets prédisposés par un tempérament lympho-herpétique, déterminer un écoulement urétral, qui ne diffère en rien de la blennorragie. La moins jolie femme du monde peut ainsi donner à l'homme ce qu'elle n'a pas : de là, la fameuse recette de Ricord « pour attraper la chaudepisse » recette qui, sous des apparences fantaisistes, cache bien des vérités philosophiques et prophylactiques : « Prenez, disait Ricord, une femme lymphatique, pâle et blonde, qu'elle soit leucorrhéique. Dînez de compagnie, commencez par les huîtres et continuez par les asperges. Buvez sec et beaucoup, vins blanc, champagne, café et liqueurs, tout est bon. Dansez après votre repas. Buvez force bière dans la soirée. La nuit venue, conduisez-vous vaillamment. Deux ou trois rapports ne sont pas de trop, et mieux vaut davantage. Au réveil, n'oubliez pas de prendre un bain chaud et prolongé. Ne négligez pas non plus de faire une injection. Ce programme rempli, si vous n'avez pas la chaudepisse, c'est qu'un dieu vous protège ».

En évitant ces conseils ironiques, en faisant usage du condom et de la vaseline boriquée dans les rapports suspects; en faisant laver et injecter la femme, avant le sacrifice; en urinant et se lotionnant aussitôt après, en ne s'attardant pas trop dans les raffinements d'une jouissance prolongée à dessein, — on a des chances d'éviter la contagion blennorragique dans la plupart des cas.

Parfois, l'inflammation se cantonne dans les régions du gland ou du prépuce : c'est la *balanite* ou *balano-posthite*, — dont le traitement consiste à placer entre le prépuce et le gland un peu d'ouate hydrophile imbibée de nitrate d'argent au trentième; — injecter la même solution entre le prépuce et le gland.

Les grands bains et le repos, les injections sous-préputiales d'eau de guimauve et de pavots, avec un peu de poudre de calomel en suspension, permettent d'attendre patiemment la guérison.

(Ne jamais opérer le phimosis, s'il y a balano-posthite et chancres suspects.)

Vaucaire recommande les pansements avec l'oxyde de zinc en suspension dans le rétinol.

Hygiène des blennorragiques. — Pendant la période aiguë, le blennorragique doit s'astreindre aux précautions suivantes : Repos relatif, suppression de la bière, du cidre, du vin pur, des liqueurs, du thé, des épices, des truffes, des asperges et des fruits acides. Boire le plus possible, afin de favoriser le lavage du canal et l'apaisement de l'inflammation : les tisanes de barbes de maïs, uva-ursi, arenaria, bourgeons de sapin, orge, chiendent (avec 2 gr. de nitre ou de salol par litre) constituent les boissons les plus recommandables. Je donne aussi, tous les matins, comme diurétique et laxatif, un demi-litre de lait additionné d'une ou deux cuillers à café de :

℞ Benzoate de soude ... . } aã p. é.
Sulfate de soude .... }
M. pulv.

Aux repas, une eau alcaline légère est fort utile. Tous les deux jours, on conseillera un grand bain tiède, alcalin et amidonné, de 25 minutes.

Autres recommandations : continence absolue; éviter les excitations des sens (2 gr. de bromure par jour; poudre de camphre dans le lit, pour combattre les érections). Eviter surtout : l'équitation, la bicyclette, la danse ; porter un bon suspensoir à sous-cuisses; se laver fréquemment les mains et ne pas les porter aux yeux; envelopper la verge dans de la ouate boriquée humide, que l'on change le plus souvent possible et que l'on recouvre d'une capote en taffetas gommé. Eviter les efforts et les longues marches; ne quitter le suspensoir que pendant la nuit seulement. Dans la journée, on recommandera, le plus possible, les boissons délayantes, pour nettoyer mécaniquement le canal. Aux repas, boire, de préférence, du vin rouge coupé avec deux tiers d'une décoction faible de quinquina gris.

Cette méthode, expectante et anti-phlogistique, doit être la méthode de choix pendant les huit ou dix premiers jours : elle a pour but de préparer l'estomac à l'administration des balsamiques et l'urètre à la tolérance des injections, toutes plus ou moins *irritantes*, quoi qu'on fasse (Le but des injections n'est-il pas de substituer, à une inflammation virulente et spécifique, une irritation banale et vulgaire, qui tend, d'elle-même, à sa propre guérison ?)

Traitement interne de la blennorragie. — Dès que l'écoulement, de jaune-verdâtre et épais, est devenu blanchâtre et filant, on commence l'administration interne des balsamo-antiseptiques : térébenthine, terpine, santal, gurjum, copahu, cubèbe, matico, etc... Le copahu et le santal sont le plus recommandables : pour éviter les troubles digestifs, on les donne, en capsules, au milieu des repas, à la dose de 6 à 8 par jour. (Santal Bretonneau).

Le cubèbe se prescrit en cachets, de la même manière, à la dose de 4 à 5 gr. par jour : je le mélange, d'ordinaire, au salol, pour en faciliter la tolérance :

℞ Cubèbe pulv.	0.60
Salol pulv.	0.10
M. pour 1 cachet.	

10 à 12 par jour.

Il est souvent indispensable de combattre l'état diathésique du malade. Je recommande, dans ce but, trois médications : le fer, l'iode et l'arsenic. On peut donner, par exemple, tous les matins, douze gouttes de teinture d'iode, dans une tasse de lait, et avant chaque repas, un ou deux centigr. d'arséniate de fer dans une pilule confectionnée avec la conserve de roses et salolée.

En cas de troubles digestifs chez les blennorragiques, il faut recommander les capsules de peptosantal Vicario (6 par jour).

Bols de Zeissl

℞ Protoiodure de fer	1 gr.
Essence de térébenthine	0 50
Extrait de gentiane.	Q. s.
Pour 1 bol.	

En prendre trois par jour.

SIROP DE RICORD

℞ Sirop de baume du Pérou.		500 gr.
Carbonate de fer	āā	10
Extrait de ratanhia		
M.		

Quatre cuillerées à soupe par jour.

Contre les érections, deux ou trois cuillerées à soupe par jour du sirop de Mauriac dans de l'infusion de nymphœa :

℞ Sirop de digitale	āā	50 gr.
— de morphine		
Bromure de potassium		20
M. S. A.		

Dans le cas de chaudepisse *cordée*, je recommande les onctions trois fois par jour, sur le trajet du canal, avec gros comme un pois de :

℞ Vaseline pure.	40 gr.
Précipité blanc	2
Extrait de ciguë	5
M.	

Traitement externe ou local. — Quelques blennorragies guérissent seulement par l'hygiène et la médication générale précédentes. Le plus grand nombre réclame le traitement local ou externe, modificateur direct de la muqueuse urétrale.

Traitement abortif de Diday. — Il consiste en une seule injection de nitrate d'argent à 5/100. L'injection, faite par le médecin, doit aller jusque dans la fosse naviculaire, point d'élection du microbe, et ne pas dépasser vingt secondes.

La douleur produite est assez vive; aussi, il serait bon de faire ensuite une injection d'huile d'amandes douces et de donner un bain tiède. Il faudra, pendant quelque temps, éviter le coït et prendre un peu de camphre pour empêcher les pollutions nocturnes.

Les *formules d'injections* urétrales sont innombrables. Elles sont *astringentes* (tanniques, sels de plomb ou de zinc), *caustiques* (nitrate d'argent, acide chromique), *isolantes* (craie, bismuth, oxyde de zinc), *détersives* (vin), *calmantes* (laudanum), *antiseptiques* (chloral, créosote, sublimé, permanganate).

Les injections doivent être différées, en général, pendant 3 à 4 semaines. Mais il est des cas où le malade ne peut attendre : dans ces cas, si l'on n'emploie la méthode abortive précédente, il faut recourir aux injections tièdes de sublimé ou de permanganate de potasse au vingt-millième, 3 à 4 fois par jour, ou mieux aux grands lavages de l'urètre, dont il sera question plus loin.

D'après le savant Neisser, toute injection doit répondre à ces deux *desiderata* : tuer le *gonocoque*, microbe blennorragique; ne pas enflammer ni léser la muqueuse. Il vaut mieux, en général, rechercher un résultat sûr qu'un résultat rapide. Dans le cas où la blennorragie se trouve cantonnée dans l'urètre postérieur, on aura recours, avec avantage, aux instillations suivant la méthode de Guyon, avec le nitrate d'argent en solution au centième (*au maximum*). Il est, enfin, de nombreux cas où il est bon de cesser toute méthode violente et d'essayer *de ne plus rien faire*, « la force médicatrice de la nature étant, comme le dit excellemment Finger, beaucoup plus parasiticide que tous nos antiseptiques les plus énergiques. » J'ai observé, pour ma part, beaucoup d'urétrites anciennes guérissant à merveille, dès qu'on voulait bien les laisser un peu tranquilles.

Affection primitivement très localisée, la blennorragie envahit, graduellement, le canal dans son ensemble et tend à infecter toutes les parties de la muqueuse uro-génitale. C'est pourquoi les injections, si bien libellées qu'elles puissent être, ne sauraient, pratiquées par les malades, atteindre toutes les régions contaminées. Il y a quelque trente ans, les *bougies médicamenteuses* ont été proposées pour remplacer les injections. Ces bougies rendent effectivement quelques services, à la condition d'être à base de glycérine solidifiée, sans trop de dureté et de fondre entièrement en quelques heures : la résorcine, l'alumnol, l'ichthyol, le tannin et l'iodoforme constituent les meilleurs topiques urétraux à incorporer aux bougies médicamenteuses : quelques milligrammes de morphine ou de cocaïne y sont adjoints pour faciliter la tolérance de la bougie par le canal, souvent peu patient.

Mais une méthode bien meilleure, le *lavage de l'urètre par irrigations*, est employée, depuis quelques années, dans le but de poursuivre, jusque dans leurs repaires les plus secrets, les gonocoques de l'urétrite postérieure. L'asepsie du canal est, d'ailleurs, favorisée par des dilatations intermittentes, fréquemment indispensables pour triompher des blennorrhées un peu anciennes, presque toujours avec rétrécissements concomitants. Voici la technique des grands lavages urétraux, connus en France sous le nom de méthode de Janet. J'en emprunte la description à M. Audry, in *Mercredi médical* (1893) :

« La méthode de Janet consiste à faire passer à travers l'urètre et jusque dans la vessie une quantité considérable d'une solution de permanganate de potasse d'un titre variable. Il suffit, pour la mettre en pratique, d'avoir un récipient en verre gradué de la contenance de deux litres, muni à son extrémité inférieure d'une tubulure, à laquelle on adapte un tube de caoutchouc, long de deux mètres environ, qui présente sur son parcours un robinet.

» A l'extrémité libre du tube, on adapte des canules en verre à extrémité mousse d'un calibre assez petit pour pénétrer dans l'urètre à 0,01^{cm} de profondeur. Le récipient doit pouvoir être accroché à des hauteurs différentes : en effet, c'est par la seule pression que le liquide doit pénétrer dans la vessie, en forçant le sphincter urétral. Or, si une pression moyenne de 0m80 est d'ordinaire plus que suffisante, il en faut parfois de beaucoup plus considérables.

» On fait pisser le malade, puis, avec la solution, tiédie autant que possible, on commence par laver le prépuce, le méat, l'urètre antérieur à méat ouvert. Enfin, on ferme le méat sur la canule et on distend l'urètre antérieur par saccades en interrompant de temps en temps le courant, et on attend en surveillant la descente du liquide dans le récipient. Au bout d'un temps qui varie, suivant les sujets, de quelques secondes à quatre ou cinq minutes, la colonne passe et le liquide pénètre jusque dans la vessie. C'est un excellent artifice que de conseiller au malade de faire des efforts d'urination pour favoriser le relâchement musculaire. Chez quelques malades, on ne peut pas arriver à passer pendant la première séance, quels que soient le temps et la pression employés ; on y arrive toujours à la deuxième ou troisième tentative. Il faut, autant que possible, faire les lavages au malade couché.

» On laisse entrer le liquide dans la vessie jusqu'à ce que le patient accuse le besoin d'uriner. On arrête le lavage ; on fait pisser le malade en lui apprenant à fermer, de temps en temps, le méat, de telle sorte que le liquide, brusquement arrêté dans son expulsion, dilate l'urètre, et, en particulier, son segment postérieur, d'arrière en avant et achève de pénétrer au contact de tous les points. En général, la quantité de liquide injectée ne dépasse pas 200 grammes. On refait un second lavage semblable : on lave le méat et on le couvre d'une lame de coton.

» Quelles solutions doit-on employer ? Leur titre varie considérablement d'après la susceptibilité des sujets ; la meilleure règle d'appréciation consiste à choisir, en tâtonnant, la solution apte à provoquer les phénomènes de réaction locale.

» Chez quelques individus, des solutions à 1/5000 sont parfaitement insuffisantes. En général, on peut débuter par la solution à 1/3000 et l'on augmente ou l'on diminue le titre, suivant le degré de sensibilité et l'intensité de la réaction ».

Lorsque l'urétrite est seulement *antérieure*, on peut confier au malade le soin de ses injections : il se munira, à cet effet, d'une seringue à jet récurrent (modèle Rainal frères) parfaitement propre, dont il graissera l'extrémité avec la vaseline cocaïnée. Il arrivera toujours avant l'injection et poussera celle-ci étant assis. Les injections trop astringentes ou caustiques doivent être évitées, sous peine de cystite ou de rétrécissements ultérieurs.

Voici quelques-unes de nos meilleures formules :

Injection de Monin

℞	Eau gommeuse	350 gr.
	Salinaphtol	5
	Iodoforme porph.	1 gr. 50
	Chlorhydrate de cocaïne	0 60
	Saponine	Q. s.
	M.	

Agita ante usum.

Urétrite aiguë (Hamonic)

℞	Eau distillée de roses	130 gr.
	Salicylate de bismuth	5
	Sulfate de quinine	1
	M. (Agitez).	

Trois injections par jour.

INJECTION ANTISEPTIQUE

℞	Liqueur de van Swieten	10 gr.
	Eau distillée	190
	M. S. A.	

On ajoute à la solution une petite quantité d'acide tartrique (5 grammes par litre) qui a pour propriété d'empêcher la précipitation de la solution (Mauriac).

Cette injection agit beaucoup mieux tiède que froide. Elle est, avec celle du permanganate au cinq-centième, la meilleure à diriger contre l'urétrite aiguë. On peut essayer aussi l'*injection de Schwimmer* :

℞	Eau distillée	100 gr.
	Salicylate de mercure	0,01
	M. S. A.	

L'injection suivante nous a rendu, dans notre pratique, de réels services :

℞	Eau distillée de roses	500 gr.
	Résorcine.	10
	Sulfo-phénate de zinc	1
	M.	

Le sulfate de quinine au centième, le permanganate de potasse au 2000e, le bi-iodure de mercure au 3000e, l'ichthyol au centième, l'eau boriquée concentrée, etc., etc., ont été recommandés également par les auteurs contemporains les plus compétents.

On peut employer, pour le cathétérisme des blennorrhéiques, les bougies imprégnées de pommades au précipité blanc, à l'iodoforme, au sulfate de zinc, au glycérolé tannique, au liniment oléo-calcaire saturné et opiacé.

Traitement de la Blennorrhagie chronique
(W. Fleiner)

℞	Azotate d'argent	0,06
	Lanoline	1 gr.
	Huile d'olive	1,20
	M. S.	

Pour injections intra-urétrales.

Dissolvez l'azotate d'argent dans une minime quantité d'eau, avant de l'incorporer aux autres corps constituants de la solution.

Quand la blennorragie chronique est cantonnée dans l'urètre postérieur, la méthode thérapeutique de choix est celle des instillations (Guyon). Avec une bougie à boule, ou au moyen de l'endoscope, on dévisage le point malade et l'on instille à ce niveau, à l'aide d'une seringue graduée, tous les trois jours, une quinzaine de gouttes d'une solution tiède de nitrate d'argent à 1 pour 30. La recrudescence de l'écoulement est apaisée, soit par les injections ordinaires d'hydrate de chloral au 300ᵉ, soit par l'injection suivante, renouvelée trois fois par jour :

℞ Liqueur de van Swieten.	10	grammes
Eau de roses	100	—
Eau boriquée à 10 %	100	—
Laudanum de Rousseau.	X	gouttes
M. S. A.		

La blennorragie est-elle guérie? Peut-on affirmer qu'elle ne reparaîtra pas aux premiers excès de coït ou de boisson? Voilà une question délicate, à laquelle il est, médicalement, assez malaisé de répondre. Je signalerai ici un moyen rationnel, bien que bizarre, auquel un confrère hollandais, M. le docteur Kraft (d'Utrecht), a coutume de recourir pour constater la guérison définitive de la blennorragie. Il engage le malade à ingérer un litre à un litre et demi de bière (laquelle, comme on sait, a pour effet d'augmenter l'écoulement blennorragique), et il lui fait, en outre, une injection urétrale de sublimé à deux pour mille. Si le malade est définitivement guéri, il ne se produit aucune réaction; dans le cas contraire, on voit survenir un écoulement urétral révélateur, qui, parfois, ne se montre qu'au bout de vingt-quatre heures.

Quand un blennorragique peut-il se marier?

« On ne saurait trop le répéter, dit le Dr Verchère, il faut apprendre à tout homme qu'il doit se guérir de sa chaudepisse avant son mariage, de même qu'il se guérit de sa syphilis; qu'il fait courir à la jeune femme qu'il prendra les plus grands dangers; et que lui-même est exposé à n'avoir pas d'enfants, parce qu'il aura rendu sa femme stérile. »

Un médecin allemand, Lœwenhardt, donne excellemment les règles que doit observer le médecin auquel un ancien blennorragique vient demander un consentement médical pour se marier. Comme la virulence de la sécrétion urétrale est intimement liée à la présence des gonocoques, on doit soumettre le candidat au mariage à des examens bactériologiques répétés, portant séparément sur la sécrétion de l'urètre antérieur et de l'urètre postérieur. On ne doit pas se contenter de la sécrétion ordinairement fort peu abondante, mais chercher à l'augmenter par l'irritation de la muqueuse urétrale de manière à se placer dans des conditions analogues à celles (excès *in Baccho* ou *in Venere*) qui pourront éveiller un jour le processus torpide. Le meilleur moyen d'obtenir le résultat est d'injecter quelques gouttes d'une solution de nitrate d'argent de 1 à 5 °/₀. Si alors la sécrétion ne renferme pas de gonocoques, mais est seulement formée de masses renfermant des cellules épithéliales, on peut autoriser le mariage. Tandis que la présence de nombreux globules de pus engage à de nouvelles recherches et au traitement de cette pseudo-gonorrhée.

Dans sa conclusion, Lowenhardt insiste sur ce fait que le gonocoque seul doit être rendu responsable de la virulence de l'exsudat et des graves contaminations observées du côté de l'appareil génital de la femme.

Complications de la blennorragie. — Les conséquences d'une chaudepisse mal soignée peuvent être graves et même mortelles. Cette considération milite en faveur du traitement rationnel de la blennorragie et de l'éloignement nécessaire, en cette matière, des empiriques et des charlatans. La médication « par le mépris » (quand on a la goutte militaire, vivre militairement avec elle ; la considérer comme une maladie mentale, etc., et autres plaisanteries, plus ou moins faciles, des Gaudissarts), a fait son temps et n'est plus de notre époque. Les complications de la chaudepisse sont surtout fréquentes chez les scrofuleux et les lympho-arthritiques : d'où l'impérieuse nécessité d'instituer, chez ces sujets, une médication anti-diathésique précoce et persévérante. J'ai vu, récemment, des manifestations de blennorragie articulaire, très graves, céder uniquement à cette ordonnance (3 cuillerées à soupe dans les 24 heures) :

Huile de foie de morue.	1 litre.
Iodoforme.	10 grammes.
Essence de wintergreen	XL gouttes.
M.	

Une médication analogue est souvent indispensable en cas de complications testiculaires ou vésico-prostatiques, offrant tendances à la dégénérescence tuberculeuse.

On ne saurait trop combattre l'opinion qui consiste à ne voir dans la chaudepisse qu'une affection bénigne et négligeable; on ne saurait être trop préparé à la lutte contre les infections secondaires, qui menacent si fréquemment les blennorragiques. La contagiosité de l'écoulement, momentanément assoupie ou éteinte, se réveille et se rallume, volontiers, sous l'action de causes souvent mal déterminées.

Traitement de l'orchite. — L'orchite, ou mieux *épididymite*, est une des complications fréquentes et évitables de la blennorragie. L'absence de fatigue, le port d'un bon suspensoir et, surtout, le traitement réfléchi de l'urétrite postérieure empêchent, assurément, la propagation de l'infection à l'appareil spermatique et au testicule.

Le meilleur traitement consiste : dans le repos au lit, l'immobilisation des bourses par un bandage ouaté compressif méthodique, et les applications locales de compresses imbibées de la solution suivante :

℞ Vinaigre	aā 180 parties	
Eau distillée		
Teinture d'arnica		80 gr.
Chlor. d'ammoniaque en poudre .		20
M. S. A.		

Agiter le flacon avant de se servir de la solution.

Quand le sujet éprouve des troubles digestifs, M. Johnson prescrit 0 gr. 3 de calomel ; trois heures après l'administration de ce médicament, il fait prendre 15 grammes de sulfate de magnésie, dont l'usage sera continué les jours suivants.

Enfin, pour agir directement sur le foyer inflammatoire, il prescrit la potion suivante :

℞ Iodure de potassium.	aā	3 gr. 75
Bromure de potassium.		
Extrait fluide de racine d'aconit . .		III gtt.
Eau camphrée		180 gr.
M. S. A.		

Agitez : cuiller à thé toutes les heures.

A cette potion, je préfère celle de Henderson :

2° Eau distillée de menthe. . . . . . . 125 gr.
Sirop de codéine. 30
Salicylate de soude 5
Teinture de pulsatille (anémone) . . XXX gtt.
M.

Par cuillerées à soupe toutes les deux heures.

En cas de violente inflammation testiculaire, les sangsues le long du cordon, les onctions avec une pommade au gaïacol (3 pour 30), préconisées récemment par Balzer, les badigeonnages inguinaux de Drouet (trois à quatre couches) avec : alcool, 1 gr.; acide phénique cristallisé, 9 gr., rendent aux malades de réels services.

Les purgatifs salins, la diète lactée complètent le traitement des orchites aiguës.

Pendant la période chronique, on conseillera un emplâtre de Vigo imbriqué et recouvert d'un bon suspensoir bien ouaté. Comme résolutif, on fera absorber, tous les jours, 2 à 4 gr. d'iodure de potassium dans un litre de saponaire ou de salsepareille.

Onctions contre l'orchite

℞ Baume du Pérou.	aā	20 gr.
Axonge belladonée.		
Iodoforme.		4
M.		

Dans l'orchite aiguë ou subaiguë.

Pommade de Mallez

℞ Axonge		45 gr.	
Iodure de plomb		5	
— de potassium		2	
Extrait de belladone		1	
— d'opium	aā	0	50
— d'aconit			
M.			

Pour frictions sur les testicules, les cordons, l'urètre (dans toute variété d'orchite chronique).

Traitement de la Conjonctivite blennorragique (Ophtalmie)

Pratiquer toutes les deux heures de grands lavages (un litre) avec la solution suivante :

Permanganate de potasse . . . 0 gr. 30

Pour un paquet. N° 20. Ou bien naphtol α (même quantité).

Un paquet par litre d'eau bouillie et tiède.

Matin et soir, toucher la conjonctive — la paupière étant retournée — avec un pinceau imbibé de la solution suivante :

℞	Nitrate d'argent.	1 gr.
	Eau distillée de roses.	30 gr.
	M.	

Scarifier ou exciser le *chémosis*. Dès que la purulence sera enrayée, on fera, deux fois par semaine seulement (Dujardin), un soigneux badigeonnage avec :

℞	Eau distillée.	240 gr.
	Alcool	10
	Sublimé	1
	M.	

On peut aussi employer, journellement, le collyre de Desmarres :

℞	Eau camphrée.	32 gr.
	Glycérine pure.	6
	Borate de soude.	2
	Acide tannique	7
	M.	

(Il faut isoler, avec soin, le blennorragique oculaire, *contagieux au premier chef*). Les collyres à l'atropine ou à l'ésérine empêcheront les perforations. On conciliera le calme et le sommeil à l'aide du sirop de chloral et des injections hypodermiques de morphine.

Traitement du Rhumatisme blennorragique

On donne, trois fois par jour, dix à quinze gouttes d'essence de wittergreen dans de l'infusion de saponaire (Taylor). Pointes de feu, puis compression ouatée. Iodures à l'intérieur (Mauriac). Immobilisation dans un appareil plâtré. Compression par cuirasse de Vigo imbriqué.

Injection intra-articulaire contre l'arthrite blennorragique.

Le Dr Pétrone emploie la solution suivante, dont il injecte quelques gouttes :

℞	Eau distillée.	1.000 part.
	Permanganate de potasse . .	0,25
	M.	

En même temps, il prescrit :

℞	Essence de térébenthine.	5 gr.
	Acide phénique	1
	Eau distillée.	140
	Sirop simple.	60

A prendre par cuillerée à bouche toutes les deux heures.

Dans la période chronique, le massage et le traitement thermal aux eaux sulfureuses ou chlorurées chaudes ; parfois les électrisations (courants continus) rendront de réels services. Je recommande aussi les bains arsenicaux (avec 2 gr. d'arséniate de soude) et la liqueur de Fowler, prise conjointement avec la teinture d'iode, à l'intérieur, d'une manière progressive : (de chaque 5 à 25 gouttes *pro die*).

L'arthrotomie avec drainage est la ressource chirurgicale ultime des arthrites blennorragiques suppurées.

Traitement de la cystite blennorragique.

Autant que possible, séjour au lit, pendant un jour ou deux.

Boire tous les jours deux litres de lait bicarbonaté à 5 gr. par litre. Frictions sur les reins et l'hypogastre avec l'essence de térébenthine. Onctions périnéales avec l'extrait de belladone. Bains tièdes prolongés. Sangsues périnéales. Hygiène sévère : diète lacto-alcaline. Trois capsules de santal au milieu de chaque repas (9 par jour).

Délayer, dans trois verres de tisane d'uva ursi (à prendre tous les jours), l'un des paquets suivants :

℞ Poudre de lactose . . . . 15 gr.
— de feuilles de jusquiame 1
M. S. A.

Résister à l'envie de pousser fortement les dernières gouttes d'urine (Diday). En cas de sécrétion urétrale, prendre, matin et soir, une pilule de terpine à 10 centig. et, après avoir pris un lavement simple, introduire profondément dans le rectum le :

Suppositoire de Reliquet

℞ Beurre de cacao . . . . 3 gr.
Extrait de jusquiame 0.07
Iodoforme 0.10
M. S. A. pour 1 suppositoire contre le ténesme.

Guyon recommande les instillations de nitrate d'argent sur le col (solution au 50e d'abord, puis au 30e) principalement efficaces contre la cystite blennorragique.

Prescription contre la cystite suraiguë (Marsch)

℞	Acide oxalique	0,05
	Sirop d'écorce d'orange	30 gr.
	Eau de pluie	120

à prendre, par cuillerées à café, toutes les quatre heures.

Pommade contre la cystite du col chez la femme

℞	Lanoline camphrée.	50 gr.
	Extrait de belladone.	2
	M.	

pour enduire un tampon d'ouate, que l'on introduit, matin et soir, dans le vagin,

Interdire les épices, l'alcool et surtout la bière. Lavement avec six gouttes de laudanum. Tisanes d'uva ursi, genièvre, eucalyptus, buchu, bourgeons de sapin, eau de goudron, capsules d'essence de térébenthine ou d'éthérolé de genièvre.

Pilules contre la cystite chronique (Guyon)

℞	Térébenthine de Venise	āā 0,10
	Extrait de quinquina	
	Magnésie calcinée, Q. s. pour une pilule.	
	Faites en 100.	

Quatre à huit par jour.

Les complications de la blennorragie du côté des voies urinaires ne se limitent pas à la cystite. Elles remontent, parfois, jusqu'au rein et produisent la pyélo-néphrite et même l'albuminurie. Le traitement de ces complications, heureusement rares, consiste dans le repos, la diète lactée, les révulsifs et les balsamiques bien tolérés (térébenthine *essence*, éthérolé de genièvre, gouttes de Haarlem, baume de la Mecque). Comme antiseptique interne, celui que je préfère est l'acide borique (4 à 8 gr. par jour), préconisé par notre savant confrère E. Gaucher.

Traitement de la prostatite. — L'inflammation de la prostate succède à l'urétrite très aiguë, aux injections ou sondages irritants, rapports vénériens, masturbation, contusion périnéale, etc., dans le cours d'une chaudepisse. Les écarts de régime et le séjour au lit trop prolongé, le froid, la fatigue, la constipation et la rétention prolongée des urines ont été également incriminés, comme causes de la prostatite. Le repos absolu, les grands bains de son; les cataplasmes laudanisés hypogastriques et périnéaux, les lavements d'eau de graine de lin très chaude, additionnés de dix gouttes de teinture thébaïque et dix gouttes de teinture de belladone, suffisent, le plus ordinairement, contre la prostatite.

S'il y a rétention d'urine, on pratiquera le cathétérisme avec une sonde molle; s'il y a abcès, on évacuera le pus par une incision au périnée. Les laxatifs, le cubèbe, les iodures à petites doses, rendent aussi des services dans la forme rebelle et chronique de la maladie.

Cette forme n'est point rare, comme complication éloignée de la maladie. Elle se réclame du traitement suivant :

1° Continence et sobriété, vie active, suppression de l'alcool et des aliments stimulants, truffes, asperges, sauces savantes, etc....

2° Avant chaque repas, vingt gouttes du mélange :

℞ Extrait fluide de buchu . . . . } āā 20 gr.
— de chardon-Marie }

3° Deux fois par semaine, instillations de nitrate d'argent à $\frac{1}{50}$

4° Après lavement chaud, introduire, chaque soir, dans le rectum, le suppositoire suivant :

℞	Beurre de cacao.	Q. S.
	Poudre de belladone	0,10
	Iodure d'ammonium	0,25
	Chlorhydrate cocaïne.	0,05
	M.	

5° Tous les jours, 4 à 10 pilules selon la formule de Guyon :

℞	Térébenthine de Venise. . . .	āā 0,10
	Extrait de quinquina	

Magnésie calcinée Q. S. pour une pilule.
M.

Faites en cent.

Cachets contre les érections blennorragiques

℞	Lupulin	āā 0.10
	Bromure de camphre . .	

M. pour un cachet.

(Un le soir et un dans la nuit, au besoin).

On peut leur ajouter, en cas d'échec, les lavements avec :

℞	Eau de fl. d'oranger	250 gr.
	Chloral	5
	Antipyrine	2
	Bromure de strontium	4
	Jaunes d'œufs.	n° 2
	Laudanum	XV gtt.
	M. S. A.	

Ces lavements sont surtout indiqués en cas de blennorragie cordée ou très douloureuse, et chez les sujets très sensibles.

Cowpérite, abcès péri-urétraux, etc., etc.

Ces complications de la blennorragie sont d'ordre exclusivement chirurgical. Il en est souvent de même pour la *bartholinite* et les *folliculites* chez la femme (voir plus loin : *Blennorragie féminine*).

La *lymphangite* réticulaire du fourreau et l'*adénite* blennorragique sont des complications assez rares, qui se traitent par le repos et les résolutifs légers (compresses d'eau blanche laudanisée). L'hémorragie urétrale réclame les injections chaudes d'antipyrine au centième. La névralgie urétrale a été, avec succès, combattue par moi au moyen de l'injection suivante :

℞ Eau de laurier-cerise. . . . . 125 gr.
Chlorhydrate de cocaïne . . 0.75
Bromure de strontium. . . . 1.50
Gouttes noires anglaises . . . XXV gtt.
M. S. A.

La blennorragie *bucco-nasale*, assez rare, guérit promptement par les lavages tièdes avec la liqueur de van Swieten. La blennorragie *rectale* se traite par les lavements chauds avec la solution de chloral au 30e et les suppositoires iodoformo-glycérinés.

Traitement de la blennorragie chez la femme. — Aussi difficile et aussi minutieux que chez l'homme, ce traitement a pour but de prévenir les complications (métrites, salpingite, etc.) qui menacent le sexe féminin. Il ne faut pas craindre de recourir, d'emblée, aux moyens énergiques : injections vaginales de liqueur de van Swieten dédoublée et chaude; insufflations de poudres astringentes (alun, tannin, iodol, acide borique, aristol, acide salicylique), emploi des pansements à la glycérine.

On combattra les complications péritonéales par les sangsues, les vésicatoires, les frictions mercurielles belladonées et les opiacés à l'intérieur. Voici, d'ailleurs, quelques modèles de traitements empruntés à la pratique des gynécologues français les plus estimés :

Traitement de J. Chéron. — Injections trois fois par jour avec :

℞	Aqua fontis	1 litre.
	Résorcine	10 gr.
	M.	

Tous les deux jours, introduire un tampon d'ouate enduit de :

℞	Glycérolé d'amidon	60 gr.
	Résorcine	6
	M. S. A.	

Traitement de P. Ménière. — Matin et soir, prendre au lit une injection tiède avec trois quarts de litre d'eau additionnée d'une cuillerée à soupe de :

℞	Glycérine. . . . . }	āā 150 gr.
	Eau de goudron . . . . }	
	Sulfate de zinc	12
	— de cuivre.	3
	Alun	6
	Chlorure de sodium	4
	Essence de wintergreen	XX gtt
	M.	

Traitement de G. Sée. — Tampon de ouate assez gros, lié au milieu avec un fil servant à le retirer, et saupoudrée de colophane porphyrisée (le renouveler trois fois par jour). Traiter l'urétrite comme chez l'homme.

Traitement de Horand. — Irrigations boriquées chaudes au millième, suivies d'insufflations d'iodoforme. Tous les quatre ou cinq jours, badigeonner le vagin au nitrate d'argent, solution au cinquantième.

Traitement de Martineau. — Injection avec solution de chlorure de zinc au millième.

Injections de Boys

℞	Eau distillée	150 gr
	Glycérine	30
	Teinture d'iode	3
	Acide phénique.	1 gtt.
	M. S. A.	

On peut aussi employer : l'eau blanche, le bleu de méthylène (Verchère), l'alun, le chlorure de soude, l'acétate de zinc, l'acide borique, le vin aromatique, l'infusion de roses rouges, etc.

Toniques généraux, reconstituants et anti-scrofuleux. Bains salés et sulfureux. Air marin.

Chapitre IV

TRAITEMENT DE L'HERPÈS GÉNITAL

Sa contagiosité probable, sa rébellion à la thérapeutique et surtout la facilité avec laquelle il ouvre les portes au chancre mou et à la syphilis : toutes ces raisons expliquent pourquoi l'herpès génital doit être décrit dans un livre consacré au traitement des affections vénériennes.

Il ne faut pas négliger cette petite lésion, qui récidive aisément lorsqu'elle est mal soignée. Une propreté fréquente (lotions d'eau boriquée tiède), les pansements pulvérulents composés (lycopode, calomel, salol, oxyde de zinc), l'abstinence du coït et des frottements irritants, s'imposent à l'herpétique, dès le début des poussées.

En cas d'herpès *névralgique* ou très prurigineux, je recommande les bains de verge dans une solution d'hydrate de chloral à 5 p. 100. En cas d'herpès sec, je conseille les pansements avec :

℞	Pétro-vaseline liquide	30 gr.
	Soufre précipité.	5
	Huile de bouleau blanc	4
	M. S. A. (Agitez).	

Deux fois (ou même trois fois) par jour, on imbibe de ce mélange un peu de coton boriqué ou salicylé, qu'on laisse en contact avec l'herpès sec pendant plusieurs heures.

L'herpès *récidivant* exige un traitement interne : arsenic et iode à l'intérieur ; si possible, saison à St-Honoré, La Bourboule ou Schinznach, suivant les cas. Lotions bi-quotidiennes *tannantes* pour les parties sensibles : vin aromatique, eau de roses, additionnée (de 10 p. 180) de teinture de noix de galle ; quelques gouttes du vinaigre suivant dans l'eau de toilette :

℞	Vinaigre aromatique.	60 gr.
	Sous-acétate de plomb liquide. .	10
	M.	

Le régime des herpétiques (décrit *in extenso* dans mon ouvrage : « *Hygiène et traitement des affections de la peau* », s'impose dans la plupart des éruptions herpétiques rebelles. Les récidives reconnaissent comme causes : les fatigues physiques et morales, les excès alcooliques, les aliments qui poussent à la peau (mollusques, crustacés, épices), l'abus du coït, le coït au moment des règles ou avec une femme affectée de flueurs blanches; l'absence de toilette génitale régulière, et par dessus tout, chez l'homme, les infidélités connubiales.

Les lavages avec une solution d'acide citrique constituent (pour l'herpétique soucieux d'éviter la contamination chancreuse), la lotion préservative par excellence. Ricord a recommandé aussi la solution étendue de perchlorure de fer : mais elle offre le désavantage de ne pas être douloureuse, c'est-à-dire qu'elle ne prévient pas le malade d'érosions possibles. De plus, elle macule, d'une manière indélébile, le linge blanc.

On évite les récidives de l'herpès génital par la méthode suivante :

1° Deux fois par semaine, douche froide de 30 secondes, en jet brisé, sur la région lombaire ;

2° Matin et soir, lotion du gland et du prépuce

avec de l'eau de Cologne étendue d'eau boriquée concentrée;

3° Régime doux, sans condiments ni stimulants; fidélité dans les rapports sexuels. Combattre le découragement et convaincre le malade de l'extrême bénignité de son affection, aussi tenace que peu grave;

4° Éviter tout coït suspect, pendant les éruptions : car elles constituent, sans aucun doute, la porte d'entrée la plus commune des chancres vénérien et syphilitique. En effet, l'épiderme est notre protecteur-né contre les virus. Ceux-ci n'entrent, comme l'a fort bien dit Ricord, que par effraction seulement.

Pommade pour assouplir et protéger les muqueuses

℞	Lanoline (lég. carminée)	50 gr.
	H. de paraffine	12
	Acide borique	4
	Vanilline	0,10
	Essence de géranium	0,05

M. S. A.

Chapitre V

TRAITEMENT DES VÉGÉTATIONS

Les végétations coïncident, parfois, avec les chancres ou la blennorragie. Mais, le plus souvent, elles surviennent à l'occasion d'un coït avec une femme enceinte ou affectée de flueurs blanches. Le diabète, le lymphatisme, l'insuffisance de soins de propreté et la disposition herpétique semblent aussi des conditions prédisposantes au développement de ces petits accidents, habituellement étudiés avec la pathologie vénérienne.

Appelées aussi *condylômes*, crêtes de coq, choux-fleurs, etc., les végétations représentent, en somme, une variété de verrues des muqueuses : elles récidivent avec la plus grande facilité si l'on ne continue pas, longtemps après leur disparition, des soins exquis d'asepsie, avec poudres asséchantes (lotions, pendant 3 mois, tous les soirs, avec l'eau phéniquée au 750e, puis poudrer avec une petite pincée d'un mélange d'un tiers d'oxyde de zinc, un tiers de salicylate de bismuth et un tiers de talc, le tout porphyrisé).

Le traitement général des végétations n'est pas indispensable. Mais il est parfois utile de le libeller chez les sujets réfractaires aux interventions actives :

1° Tous les matins, prendre, dans une tasse de lait, 1 gr. de magnésie calcinée;

2° Avant chaque repas, deux fois par jour, prendre, simultanément, trois gouttes de liqueur de Fowler et trois gouttes de teinture d'iode dans un peu d'eau rougie;

3° En se couchant, vingt-cinq à trente gouttes de teinture de thuya occidentalis dans un peu d'eau sucrée.

Le traitement local des végétations consiste dans la propreté aseptique parfaite des parties atteintes. Le matin, grands lavements à l'eau boriquée tiède; le soir, lotions avec un mélange d'eau distillée 200 et perchlorure de fer liquide

10 gr. Comme topiques, préférer, aux corps gras, les solutions et les poudres.

Voici quelques formules qui me sont personnelles :

℞ Teinture de thuya.	àà 10 gr.
— de sabine	
Tartre stibié	0 gr. 20
M. S. A.	

Badigeonnages trois fois par jour.

℞ Teinture de ciguë.	àà p. é.
— d'aloès	

Même emploi.

℞ Précipité blanc	10 gr.
Acide borique.	15
Acide salicylique	5
Poudre de sabine.	5
M. S. A.	

Pour poudrer trois fois par jour.

D'autres auteurs préconisent l'emploi de l'acide phénique pur, de l'alun calciné, de la poudre de sabine et alun.

Nüssbaum recommande le lavage à l'eau salée, suivi d'application de calomel en poudre, qui se change en sublimé et ratatine, assez promptement, les végétations. Quand celles-ci sont nettement syphilitiques, je conseille le pansement de Zeissl :

℞	Lanoline hydrargyrique	5 gr.
	Iodure d'arsenic.	0 gr. 25.
	M. en pansements.	

Trois fois par jour (une lentille).

En cas de végétations rebelles aux précédents traitements, employer les cautérisations avec le nitrate acide de mercure, ou bien avec le galvano-cautère. L'excision avec les ciseaux courbes, le râclage à la curette, suivis de pansements au salol ou à l'iodoforme, constituent les méthodes de choix, pour les végétations volumineuses, sauf pourtant chez les femmes enceintes. Pendant la grossesse, en effet, l'expectation ou un traitement anodin s'imposent, d'autant plus que les condylômes s'atrophient et disparaissent, d'eux-mêmes, le plus souvent, *post partum*.

TABLE DES MATIÈRES

Lille, imp. LE BIGOT Frères, rue Nicolas-Leblanc, 25

A LA MÊME SOCIÉTÉ D'ÉDITIONS

BURET (Dr). — **La syphilis aujourd'hui et chez les anciens.** In-16 de 260 pages. 3 fr. 50

BURET (le Dr F.).— **Le « Gros mal » du moyen-âge et la syphilis actuelle,** in-16 de 320 pag. et une préface de M. LANCEREAUX, médecin de l'Hôtel-Dieu, etc. etc. Prix . . . . 4 fr.

DUPOUY (Dr Edmond), ancien interne de Charenton et des Asiles d'Aliénés, Lauréat de la Société médico-psychologique. Prix Esquirol et Prix Aubanel. Un vol. in-12 de 372 pages, 2me édition. **Le Moyen Age médical.** Prix . . . . 5 fr.

Première partie. — **Les Médecins au Moyen Age.**

Deuxième partie. — **Les grandes Epidémies.** La peste de 542.— Le mal des ardents.— Les fièvres éruptives au VIe siècle. — La suette d'Angleterre au XVe siècle. — Le scorbut. — La lèpre. — La syphilis.

Troisième partie. — **La Démonomanie au Moyen Age.** — Les juges démonologues. — Les médecins.

Quatrième partie. — **La Médecine dans la Littérature au Moyen Age.**

DUPOUY (Dr Edmond), ancien interne de Charenton et des Asiles d'Aliénés. — **La prostitution dans l'Antiquité,** dans ses rapports avec les maladies vénériennes, étude d'hygiène sociale. 1 volume in-8, de 220 pages, avec figures, troisième édition. Prix . . . . 4 fr.

Comprenant les différentes formes de la prostitution dans l'antiquité, la prostitution hospitalière, sacrée et légale Corruption des peuples par les prêtres des religions païennes. — La prostitution dans l'Inde, en Asie-Mineure, en Egypte, chez les Hébreux. — La prostitution légale, les dictérions.— Lois sur la prostitution à Athènes. — La prostitution libre, les courtisanes ; grands hommes et hétaïres, etc., etc.

FRACASTOR (J.). — **Les trois livres sur la contagion, les maladies contagieuses et leur traitement.** Traduction et notes par L. MEUNIER. Prix . . . . 3 fr. 50

RAYMOND (Dr Paul), ancien interne des hôpitaux, lauréat de l'Académie de médecine, lauréat de la Faculté de médecine. — **Traitement de la syphilis en Allemagne et en Autriche.** In-8 de 80 pages. Prix. . . . . 3 fr.

Envoi franco contre mandat-poste.

www.ingramcontent.com/pod-product-compliance
Ingram Content Group UK Ltd.
Pitfield, Milton Keynes, MK11 3LW, UK
UKHW021105200726
13857UKWH00003B/1100

9 782011 946249